远离常见病系列丛书

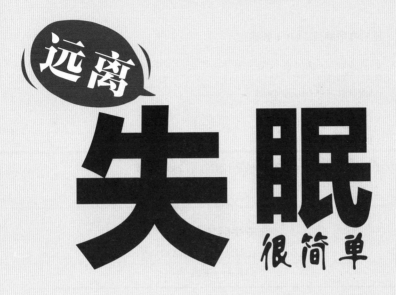

# 远离失眠很简单

温长路 ◎ 主编

U0278515

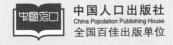

中国人口出版社
China Population Publishing House
全国百佳出版单位

图书在版编目（CIP）数据

远离失眠很简单 / 温长路主编 . — 北京 : 中国人口出版社，2024.5
ISBN 978-7-5101-8948-7

Ⅰ . ①远… Ⅱ . ①温… Ⅲ . ①失眠 – 防治 Ⅳ . ① R749.7

中国版本图书馆 CIP 数据核字 (2022) 第 245451 号

# 远离失眠很简单
## YUANLI SHIMIAN HEN JIANDAN

温长路　主编

| | | |
|---|---|---|
| 责 任 编 辑 | 张宏君 | |
| 责 任 印 制 | 林　鑫　任伟英 | |
| 插 图 绘 制 | 黄焱舞 | |
| 出 版 发 行 | 中国人口出版社 | |
| 印　　　刷 | 小森印刷（北京）有限公司 | |
| 开　　　本 | 880 毫米 × 1230 毫米　1/32 | |
| 印　　　张 | 7 | |
| 字　　　数 | 131 千字 | |
| 版　　　次 | 2024 年 5 月第 1 版 | |
| 印　　　次 | 2024 年 5 月第 1 次印刷 | |
| 书　　　号 | ISBN 978-7-5101-8948-7 | |
| 定　　　价 | 29.80 元 | |

| | |
|---|---|
| 电 子 信 箱 | rkcbs@126.com |
| 总编室电话 | (010) 83519392 |
| 发行部电话 | (010) 83510481 |
| 传　　　真 | (010) 83538190 |
| 地　　　址 | 北京市西城区广安门南街 80 号中加大厦 |
| 邮 政 编 码 | 100054 |

# 编 委 会

**主　编：** 温长路

**副主编：** 许彦来

**编　委：** 丁小洁　丁志强　王小莉　王丽宁　王素霞
　　　　　左　力　刘　刚　刘子健　刘必成　刘章涵
　　　　　李小英　李凤航　李学旺　李致荣　李义德
　　　　　吴　铺　余学清　张志文　陈信楠　陈江华
　　　　　苗小宁　周有德　郑胜雷　胡明昭　赵明辉
　　　　　赵丽珍　罗思岳　顾小勇　倪有慧

# 前言 |

　　睡眠不仅是一种基本的心理需求，更是生理需要。但睡得着、睡得香，正成为越来越多的人的一种渴求。对于年轻人来说，每天面对压力、竞争和挑战，很容易产生睡眠问题，而老人由于身体或家庭原因也常常失眠。

　　长期失眠对人体健康的危害如下：

　　（1）免疫力减退：其原因在于睡眠对人体会产生一种叫作胞壁酸的睡眠因子，此因子可促使白细胞增多，巨噬细胞活跃，使人体免疫功能增强，从而有效预防细菌和病毒入侵。如果睡眠不足，人体的白细胞会大量减少，免疫力低下，容易引起疾病的发生。

　　（2）加速衰老，缩短寿命：经研究发现，深度睡眠的减少会引发生长激素分泌量的明显减少，而生长激素分泌量的多少决定人的衰老程度和速度。晚上 10 点至凌晨 2 点，是体内细胞坏死与新生最活跃的时间，此时不睡眠，细胞新陈代谢就会受影响，人体就会加速衰老。

　　（3）影响大脑思维：晚上睡不好，大脑容易缺血缺氧，加速脑细胞的死亡，造成大脑皮层功能失调，引起自主神经紊乱，严重者可导致神经官能症等。

　　（4）影响工作和学习、生活：失眠往往导致白天精神不振，注意力不集中，头昏脑涨，记忆力减退，思维能力下降，工作效率降低，紧张易怒，与周围人相处不融洽，抑郁，烦闷，严重的还可导致悲观厌世。

（5）青少年睡眠质量下降会直接影响身体的生长发育。

（6）中老年人长期失眠会引发高血压、心肌梗死、脑梗死等疾病。

失眠症似"钝刀子割肉"，患者非常痛苦，除了疾病本身的折磨外，还会蒙受周围人群的诸多不理解进而带来较大心理压力，严重影响生活质量和工作效率。长期失眠还会导致机体多脏器功能紊乱，现代科学研究已证实，近90种病症与长期失眠存有较大的相关性。失眠不仅会给患者本人造成很大的痛苦，也会给整个社会带来诸如医疗资源消耗增加和事故发生率上升等负面问题。

本书介绍了失眠的基本知识和预防措施，重点介绍了失眠的运动疗法、饮食疗法、药物疗法、起居调治疗法和精神调补疗法，是一部较全面反映失眠防治新成果的科普读物。全书内容融汇中西而详尽，文字简洁而明了，具有科学性、实用性和可读性强的特点，适合正在被失眠困扰的人和他们的家人及亲友阅读。

# 目录

# 第二章

## 生活调养治失眠

## 第三章 ·····················

# 药物治疗失眠

## 第四章 ·····························

# 中医特色治疗失眠

## 第一章

# 全面认识失眠

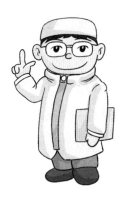

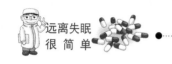
　　失眠是一种不容忽视的疾病，它属于睡眠障碍的一种。失眠如果得不到有效的治疗和纠正，会进一步引起心理失衡，加重患者的心理负担，甚至引起神经衰弱和忧郁症。

　　对患者自身来说，长期服安眠药会导致安眠药成瘾，心情长期抑郁会抑制和损害机体的免疫系统，减弱机体对疾病的抵抗力，从而对身体造成严重影响。因此，我们对失眠要予以高度重视。

# 为什么我们特别需要睡眠

　　睡眠与食物和水一样，对我们的精神健康和身体健康至关重要。如果不睡觉，就会像一个喝醉酒的人，头重脚轻、反应迟钝、手眼不协调、决策困难、判断失误，甚至连讲话都理不清思路。

　　占据我们生命1/3时间的睡眠对精神、情感、身体健康、免疫力的提高和人体细胞生长、修复起着重要作用，睡眠时大脑细胞完全休息，大脑功能得到充分保养和恢复。人想睡觉的时候，若要长时间凭借自身的力量持续清醒是不可能的。如果我们睡得好，晨醒时精神焕发，头脑清醒，白天处理信息功能的能力提高，思维敏捷、判断和预测能力增强。工作得心应手，是事业成功的基础，是高品质生活的表现。

近年来，有许多研究还发现，不能正常睡眠的人，虽然能做好短时间的工作，但长时间的工作则会出现很多错误。可见睡眠不仅可以使人保持情绪正常，同时与集中注意力及思维、记忆有着密切关系。

在动物实验中还发现，连续几周得不到睡眠的大鼠会陆续死去，经尸体解剖并未发现大鼠的器官有明显损害。

因此，睡眠比饮食还显得重要，没有睡眠，生命是无法维持的。

# 睡眠对人体有什么好处

归纳起来有以下几方面：

→ 消疲劳、补体力

睡眠时人体的精气神皆内守于五脏，五体安舒，气血和调，体内的各种生理活动减弱，如体温、心率、血压下降，呼吸及部分内分泌减少，全身热能消耗减少，使基础代谢率

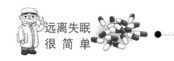
降低，从而消除疲劳，使体力和精力得以恢复。同时睡眠时体内的合成代谢超过分解代谢，合成并制造了人体热能物质，使各种组织消耗的热能得以补充，并为第二天的活动准备了新的热能。

### → 护情志、提脑力

睡眠是保护大脑、提高脑力的主要方式，大脑在睡眠状态中耗氧量大大减少，有利于脑细胞储存记忆。睡眠还是淘汰过滤无用信息的过程。因此，睡眠能提高大脑效率，并加以维护和保养，以保护大脑皮质的细胞免于衰竭和破坏，使其功能得以恢复。相反，缺乏睡眠表现为烦躁、激动和精神萎靡，注意力涣散，记忆力减退，反应迟钝，工作学习效率不断降低，如果长期缺少睡眠甚至会导致精神错乱、幻觉、幻视。

### → 增免疫、防疾病

睡眠能促进机体产生抗体，从而提高机体抵抗疾病的能力，预防疾病的发生。睡眠与休息对于预防疾病起着重要作用。同时睡眠还可以使组织器官自我修复加快，如当一个人感冒发热时，睡一觉后就轻松许多，所以充足的睡眠有利于患病机体的康复。睡眠可治疗精神病和慢性顽固性疼痛症，是疾病康复的重要手段之一。

### 促发育，增智力

婴儿的睡眠有一半是浅睡眠，说明他们的大脑尚未成熟。儿童生长速度在睡眠状态下增快，因为在深睡眠期血浆中生长激素可持续数小时维持在较高水平，故要使儿童身高增长，就应当保证睡眠时间质量。研究资料还表明，小学生的睡眠好坏与智力增长密切相关，因为大脑连续发育的过程离不开睡眠。所以，应保证儿童的充足睡眠，以利于生长发育，提高智力。

### 延衰老，增健康

现代科学研究表明，睡眠不足者的血液中 β 脂蛋白和胆固醇增高，这些变化助长了动脉硬化，使发生心脏病的概率增加。美国一项 100 多万人的调查研究发现，30 岁左右的人一天睡眠如果低于 5 小时，其病死率要比睡眠正常的人高10%。因此，睡眠充足可增进健康，延长寿命。

### 美皮肤、排废物

睡眠对美容的作用原理，是基于人体生物钟对雌激素的

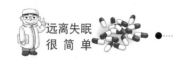
作用。生理学研究发现，雌激素的分泌，依赖副交感神经的兴奋；而副交感神经活动的时间是在睡眠之中，尤其是晚上10时到凌晨2时之间。在这段时间里，人的皮肤也处于一天中最敏感、最需要补充能量的时候。如果此时得不到充足的睡眠，副交感神经不能活动，皮肤就得不到充足的营养和必需的雌激素；如果夜间仍然持续白天的工作，天长日久必然会面容憔悴。失眠或熬夜过度，人就会感到头晕乏力，面色灰暗，面部皱纹增多。这是因为睡眠不足会导致神经系统功能紊乱，皮肤的血液循环不良，引起皮肤起皱，失去光泽。相反，如果睡眠充足，大脑和机体得到充分休息，神经系统调节功能正常，皮肤就会滋润光滑，显示出自然健康之美。

### → 预防癌症

优质的睡眠是防癌的重要措施。细胞分裂多半是在人的睡眠中进行的。一旦睡眠规律发生紊乱，机体就很难控制住突变，以致在外部环境因素的作用下出现癌性突变。因此，积极治疗失眠，可以从源头上预防癌症的发生。

# 我们的**身体**是怎样睡眠的

睡眠表现为机体运动活动停止、肌肉松弛、意识消失；新陈代谢下降，允许在能量消耗最小的条件下保证机体的基本生命活动。它是一种感知觉与环境分离并丧失反应能力的可逆转状态，常可在"瞬间"完成睡眠和觉醒的转换，而麻醉或昏迷状态与睡眠截然不同，后者不具备瞬间唤醒的特性。

一夜睡眠中有 4 ~ 5 个睡眠周期反复交替。根据脑电图及其他身体变化判断，正常人入睡先进入非快速眼动睡眠（NREM），

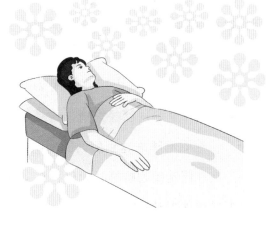

可分四个阶段：刚入睡时，很容易被惊醒，并能听到周围发生的事情，这是睡眠开始的第一阶段（几分钟），又称蒙眬期或瞌睡期；接着进入第二阶段，属于浅睡期（30 ~ 40 分钟），

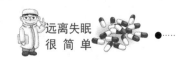
此期是睡眠中最长的一个阶段,若以整夜计算,该期睡眠占总睡眠时间的 50%;随即第三、第四阶段的深度睡眠出现,脑电图的波形变为高而宽的 δ 波,又称 δ 睡眠,睡得很沉,意识消失。

10 岁以前的儿童深度睡眠比成年人多,而且更深,当他们处在深度睡眠阶段,几乎不可能将他们弄醒。60 岁以后深度睡眠明显减少,甚至完全消失。非快速眼动睡眠经过 70 ~ 90 分钟,进入另一期性质不同的睡眠,此时,眼球做间断性快速地来回运动,叫快速眼动睡眠(REM),从入睡到快速眼动睡眠为一个周期,然后再从浅睡眠进入深睡眠到快速眼动睡眠结束为第二个睡眠周期。如此,一夜睡眠经历 4 ~ 5 个睡眠周期的交替。

大部分深度睡眠出现在前面 2 ~ 3 个周期,即入睡后 3 ~ 4 小时深度睡眠已经完成,这是恢复机体最有效的睡眠时间。快速眼动睡眠越到后面的周期持续时间越长,第一个周期的快速眼动睡眠持续时间只有 5 ~ 10 分钟,醒前最后一个周期的快速眼动睡眠可长达 30 ~ 40 分钟。

深度睡眠期大脑细胞完全休息,使精力得到充分恢复;所有身体的功能活动下降,呼吸慢而平稳、心率和血压降低、新陈代谢减缓,表现为副交感神经占优势;脑电波速度变慢,波幅变大；体温下降；生长激素分泌达到高峰；免疫物质产生最多。

快速眼动睡眠期的特征，表现为眼球快速转动；全身肌肉完全松弛，但有的地方如脚趾、手指、面肌还有抽动；阴茎出现勃起现象；呼吸变快、脉搏加快、血压升高变得不规则等交感神经兴奋现象，脑电波变快如同清醒时的脑电波一样。如果在这一期睡眠将人唤醒，大部分人说正在做梦，因此又可称为做梦睡眠。如果遇有噩梦，梦境内容紧张、恐惧，使交感神经更加兴奋，会诱发原有心绞痛、心律不齐、脑血管病，甚至发生"猝死"，故有"交感风暴"之称。

脑科学研究显示，睡眠不仅是简单的活动停止，更是维持高度生理功能的适应行为和生物防御技术所必需的状态。拥有良好的睡眠，觉醒时才能高度发挥大脑信息处理功能的能力。在研究精神和意识、学习和记忆等脑高级功能时，睡眠占有重要地位。

# 每天应该睡多长时间

根据国外调查资料报道，大部分人平均睡眠时间为 7 ~ 8 小时，但是并不等于说"睡眠一定是 7 小时或 8 小时"，每

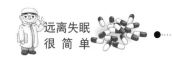
天需要睡多长时间在同龄人中个体差异很大，即使同一个人每夜之间也不一样。至今还没有一个研究资料能确切地表明人究竟睡几个小时才最合适。凡能使你第二天达到精力旺盛的状态所需的时间就是你自己需要的睡眠时间。

具体来说，婴幼儿正处于生长的最旺盛时期，必须要有最充足的睡眠。新生儿平均每天睡 20～22 小时。2 个月大的婴儿需睡 18～20 小时，而且白天睡 4～5 次，每次 2 小时。3 个月后婴儿夜里醒的次数越来越少，白天睡的次数也减少。1 岁幼儿需睡 15 小时，白天睡得更少、更短，而夜里醒的次数极少，有时是被尿憋醒的。2 岁幼儿需睡 14 小时左右，白天约睡 2 次，每次 2 小时。3～4 岁幼儿需睡 13 小时左右。5～7 岁儿童需睡 12 小时，白天仅睡 1 次即可。8～12 岁幼儿需睡 10 小时。

青少年身体正在发育，还要承担繁重的学习任务，因此也需要较多的睡眠。12～18 岁的青少年一般以睡 9 小时为宜。至于成人，一般睡 7～8 小时即可，但不宜少于 6 小时。

有人认为，老年人睡眠时间可以少一些，但恰恰相反，老年人需要比年轻人更多的睡眠。老年人气血两亏，"营气衰少而卫气内伐"，故有"昼不精，夜不眠"的现象，但并不是说老年人睡不着是由于不需要睡觉。相反，老年人的睡眠质量差，反而应该适当增加睡眠时间，尤其是午睡比较重要。但体重较高、循环系统存在问题的老人不宜在一天内多次睡眠，最好不要过度劳累，并需要在夜间保证充足的睡眠时间。生理学研究者认为，在通常情况下，60～70岁者每日睡眠时间应不少于9～10小时，70～80岁者每天睡眠时间应不少于10～11小时。

80～90岁者每天睡眠时间应保证11～12小时。就是说老年人的年龄每增加10岁，睡眠时间以递增1小时为宜。

# 老年人睡觉为什么容易醒

一个人自婴儿到老年，睡眠生理发生相应的改变，睡眠时间的长短和睡眠质量随着年龄的增长在逐渐缓慢地变化。人到中年脑电图的δ波开始减少，波幅降低，夜间深睡眠时间随着年龄的增长而缩短，代表了大脑细胞早期老化的生物指标。睡眠的老化比机体其他衰老现象，如白发、面部皱纹等出现得更早。

步入老年期，深睡眠时间开始缩短，夜间总睡眠时间减少，平均为6.5小时左右。年龄越大，睡眠越浅。60岁以上

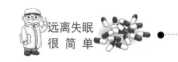

的老年人深睡眠比例明显减少，75 岁以后的老年人最深的第三、四阶段睡眠完全消失。夜间以浅睡眠为主，对环境声音的干扰特别敏感，容易警醒，夜间觉醒的次数是年轻时的 6.5 倍之多。因此，门房值班以老年人更合适，但这会使有的老年人感到白天精力的恢复受到影响。

随着年龄的增长，控制生物节律的神经系统发生改变，生物钟或生物节律的周期（睡眠－觉醒周期）可能缩短为 22 或 23 小时，而不是 24 或

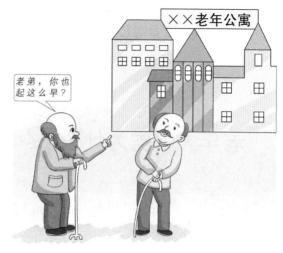

25 小时，这是老人变得晚上入睡早，而早上过早醒的原因。当年龄超过 45 岁后，渐渐感到对夜班的适应能力降低，对远程跨时区旅行产生的时差综合征表现更为突出，持续时间更长。

老年人患各种疾病的概率增大，如高血压、脑出血、脑梗死、痴呆、震颤麻痹等疾病，都可使脑部血流减少，引起脑代谢失调，产生睡眠障碍；抑郁状态及抑郁倾向的比例也

明显高于青年人，主要表现为早醒和深睡眠减少。服药的种类和数量也增多，许多药物对睡眠会产生影响，例如常用的肾上腺皮质激素超过一定量就会引起中枢神经系统高度兴奋而不能入睡。

值得注意的是，在日常生活中，老年人常将睡眠时间长短、睡眠质量的改变与失眠相混淆。故而，鉴别自然和（或）药物所致的睡眠改变还是真正的失眠具有重要的现实意义。

# 什么是**失眠**

失眠是指人非常想睡觉，但上床后睡不着或睡眠不稳、容易惊醒，醒后难以再次入睡以及清晨过早醒来造成睡眠时间不足；或者睡眠浅，入睡后似睡非睡，梦境内容记得清楚，睡眠质量不高；出现醒后无轻松感，不解乏，头脑不清醒等白天不适症状。

失眠的发病情况随着人类文明的进步，人均寿命的延长，工作、精神压力的加重，以及锻炼机会的减少等因素而持续攀升，严重影响了人们的正常生活和身体健康。国外流行病学调查显示，20%～30%的成年人有睡眠问题，老年人

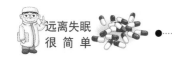
则高达 35％。

据不完全统计，目前我国四分之一的老年人、六分之一的青年人有不同程度的失眠。2021 年中华医学会对失眠症的发病率进行的相关调查显示，失眠的发病与性别、年龄及职业诸因素有密切的关系。

从性别上看，无论男性、女性，年龄在 40 岁以内时发病率相似，而在 40 岁以上的年龄段中，女性发病率要比男性略高，约占 59％，而且脑力劳动者高于体力劳动者。女性发病率较高的原因，除了与月经期、绝经期和妊娠期引起的内分泌功能失调有关外，还可能与女性除工作外承担着抚养子女、照料老人等琐碎事情有关。再加上女性性格细腻的特点，使她们更易出现精神方面的障碍而影响睡眠。

从职业上看，脑力劳动者发病率较高，而体力劳动者发病率相对较低。首先是白领睡眠障碍发生率最高，其中尤以财会人员为最高；其次是承受压力较大的干部、经理、管理人员及医生、教师等；最后是工人、农民等体力劳动者普遍较低。以财会工作人员来说，长期和数字打交道，易引起精神亢奋而致失眠。有资料显示，某些医院心理门诊的患者中因睡眠障碍引起精神性疾患的比例很高。

# 为什么越担心睡不着
## 越难以入睡

生活中有时会听到如下抱怨：为什么我一躺在床上准备就寝就开始担心，而且越"努力"让自己睡着，头脑反而越清醒，但是在看书或读报时却又总打瞌睡？其实，这是一种病态，医学上称为心理生理性失眠或学习性失眠，是失眠的一种类型。

心理生理性失眠多见于中年女性，常由情绪波动、旅行时差或短期住院等因素诱发。由于过分关注睡眠问题，导致躯体紧张与激动，从而最终引起入睡困难。典型患者常具有"颠倒的首夜效应"，即与睡眠正常者在陌生环境中首夜睡眠变差的现象相反，他们在熟悉的卧室或常规环境中可整夜睡不着，而在陌生的旅馆、起居室的沙发上或睡眠实验室内却能睡得鼾声如雷。这类患者尽管对于失眠问题非常痛苦，却常弄不清引起失眠的原因是什么，因此很难得到正规治疗，常通过自行服用镇静药或喝酒等对抗失眠，最终引起镇静药过量、依赖、成瘾或酗酒，给健康带来不利影响。

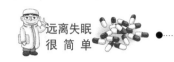
多导睡眠仪检查是诊断心理生理性失眠的重要手段，主要表现为睡眠潜伏期延长、睡眠效率下降、觉醒次数和持续时间增加等。

培养良好的睡眠卫生习惯是治疗心理生理性失眠的首要方法，此外，国外有学者提出，对这类患者辅以光疗，有时可取得意想不到的临床疗效。

# 人为什么会做梦

有人说：我一整夜都在做梦；也有人说：我从不做梦。有的人梦醒来后记得非常清晰；有的人梦醒来后却只剩"断壁残垣"；而有些梦就像连续剧一样，一幕接着一幕，醒来时有些记得清楚，有些记不清。还有一些人对梦中留下的影像念念不忘，导致了生活中的一系列问题。

那么这个神秘的"梦"到底是什么呢？人为什么会做梦呢？

按照现代医学的解释，梦是睡眠时体内外各种刺激作用于大脑特定的皮质（包括残存于大脑里原有的兴奋痕迹）所引起的。人的睡眠可以分为两种，快波睡眠和慢波睡眠。我们整晚的睡眠都在这两种睡眠中不间断地往复。而通过脑电

图等科学仪器进行试验后发现，我们做梦的时候大多集中在快波睡眠阶段（也即快速眼动睡眠阶段，眼球在闭

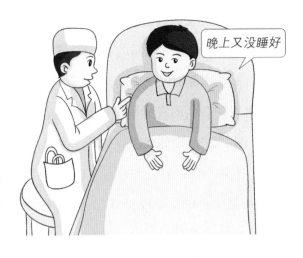

晚上又没睡好

着的眼皮下动来动去意味着眼睛对梦的意象的快速扫描）。

　　人的大脑由很多神经细胞构成，这些神经细胞之间互相联系，又通过脊髓和全身的神经相连，使大脑能对身体内外的各种刺激作出反应，调节人的各种活动。睡觉时，人脑中的少数神经细胞并没有完全休息，没有休息的神经细胞兴奋时，就会做梦。但由于这些兴奋细胞群之间的联系已不能正常地进行，故所做梦的内容往往是离奇古怪的。当睡梦中的人受到一定刺激时，比如，冬天脚从被子里伸出来，你可能会梦见在河水里走；当你想要小便时，可能就会梦见浇花或是其他跟水有关的场景。这样少数细胞的觉醒使人在熟睡时对外界和自身情况有所察觉，也能使大部分脑细胞得到休息。

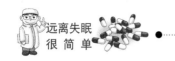
这些在晚上大部分细胞都收工休息的时候开始上夜班的"梦"细胞，一般在入睡后的90分钟左右开始工作，制造梦境。他们负责处理日常生活中基于我们的五官（视、听、嗅、触、味）所留在右脑的视觉残像。这个过程会更有利于我们脑的各种功能。在典型的夜睡中，一个梦境的持续时间为5～15分钟，平均为10分钟。一夜之间，快波睡眠时间占总睡眠的20%～25%，也就是说我们8小时的睡眠可能有2小时在做梦，有4～6个梦。

睡眠时间占我们生命的三分之一，梦是我们不可缺少的一部分。我们的祖先很早就开始了对梦的研究。中医理论认为，阳入于阴则寐，阳出于阴则寤。不论是营卫学说还是魂魄学说，都涉及一个阴阳平衡的阶段。在入夜之后，人的阳气随着大自然的阳气渐消，而阴气则逐渐增长，人熟睡后阳气潜藏于阴之中。但阴阳静动的本质是不变的，所以寄人篱下的阳气会慢慢积蓄力量努力冲破阴的控制。到某个阶段时，阳的控制力达到可以与阴抗衡的程度，阴阳就开始了相互对抗斗争。这样人就进入了多梦的睡眠之中了。

在整个长夜中，经过这样反复的对抗压，数次后阴阳的相对稳定期越来越短，而对抗期越来越长，最后阴的力量再也控制不住阳，阳终于冲出阴的怀抱，人也就觉醒了。阴阳的最后一次对抗时间最长，程度最激烈，故做梦的时间也最长，梦境的印象也最强烈，人们醒来后记得最多的就是这个时期的梦，也最容易在这个时期被唤醒。

总的来说，不论是中医还是现代医学，都认为梦是一种自然的、正常的、必不可少的生理和心理现象。没有梦对人类来说无疑是最大的"噩梦"。

# 说梦话是怎么回事

梦话又叫梦呓，即在睡眠中讲话或是发出某种声音（鼾声除外）。相信很多人经历过或者被经历过这样的情况：入睡之后，人常常在睡眠中说话，唱歌或者哭笑。有的时候梦话是连贯的语言，有方言、普通话、外语等；有的时候梦话语句并不清晰，只是只言片语或是偶尔的"一鸣惊人"。个别人说梦话的时候别人插话他还能与之对答。

说梦话可出现在睡眠的任何时候，多发生在刚入睡的浅睡期。说梦话的部分内容往往与平时思维相仿，多为白天所想的事情，经常说梦话多见于儿童神经症和神经功能不稳定者。

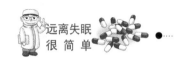

前面说过，我们的大脑由很多神经细胞组成，而操纵我们人体各个器官执行各种功能的神经细胞是有不同分工的，有的负责运动，有的负责语言。当我们睡眠的时候，大脑的细胞不会全部休息。有一部分细胞可能没有休息，就产生了梦。当正好负责语言的那部分神经细胞也处于兴奋状态时，就会指挥人说话，这就是梦话。

诱发梦话的原因很多，据临床经验所得，经常说梦话的人多半心火过旺、肝火过热及精神紧张。表现在身体状况方面是有口臭、喉干舌燥，清热后情况便会好转。现代人压力过大、精神紧张常成为梦话发生的重要原因。因此经常说梦话的人一定要加强锻炼，同时更要注意休息，调节工作、生活所带来的压力。当然这也可能是神经衰弱的一种表现，只需调整自己的生活节奏，缓解压力，合理营养，适当增加锻炼，问题便会慢慢好起来。

说梦话其实是睡眠中的一种正常现象。说梦话主要是吵扰了别人，对自己是没有任何损害的，所以不用过度担心。

# 梦游是怎么回事

梦游是怎样形成的呢？研究表明，梦游主要是大脑皮层活动的结果。大脑的活动包括"兴奋"和"抑制"两个过程。通常，人在睡眠时，大脑皮质的细胞都处于抑制状态之中。倘若这时有一组或几组支配运动的神经细胞仍然处于兴奋状态，就会产生梦游。梦游行动的范围往往是梦游者平时最熟悉的环境以及经常反复做的动作。

人们对梦游现象十分惊奇，同时也对梦游产生了一系列的偏见。许多人认为，梦游者大概像双目突然失明者一样四处乱撞，所以大家都会很惊异梦游者为什么大多能很好地避开障碍物。其实梦游者的眼睛是半开或全睁着的，他们走路姿势与平时一样。常人还认为梦游者胆子奇大，敢做一些惊险恐怖的动作，其实梦游者很少做越出常规的事，梦游时也极少做出伤害性的进攻行为。

当然，梦游者有时由于注意力分散偶尔会跌倒碰伤。还有一种偏见，认为不可随便去喊醒梦游者，因为梦游者忽然惊醒会被吓疯的。事实上，梦游者很难被唤醒，即使被唤醒了，

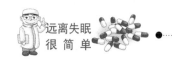
他也不会发疯，只是感到迷惑不解而已。还有人认为梦游事实上是在做梦，可心理学家观察到梦游与做梦没有太大的关系。因为根据脑波图的记录，梦游往往是发生在沉睡阶段，并非快速眼动睡眠阶段，此阶段是不会做梦的，因此梦游称为"睡中行走"可能更符合事实。

据统计，梦游者的人数占总人口的 1% ~ 6%，其中大多是儿童和成年男性，尤其是那些活泼并富有想象力的儿童，大多出现过数次梦游。成年人梦游相对少见，而患有梦游症的成年人大多是从儿童时代遗留下来的。一般来说，儿童梦游不算什么大毛病，但成人梦游则是一种病态行为。

关于梦游的形成原因，至今无法确知。一般认为有四个方面的因素：

### → 心理社会因素

如日常生活规律紊乱，环境压力大，焦虑不安及恐惧情绪；家庭关系不和，亲子关系欠佳，学习紧张及成绩不佳等与梦游症的发生有一定的关系。

### → 睡眠过深

由于梦游症常常发生在睡眠的前 1/3 深睡期，故各种使睡眠加深的因素，如白天过度劳累，连续几天熬夜引起睡眠不足，睡前服用安眠药物等，均可诱发梦游症。

→ 遗传因素

家系调查表明，梦游症的患者其家族中有阳性家族史的较多，且单卵双生子的同病率较双卵双生子的同病率高6倍之多，说明该病与遗传因素有一定的关系。

→ 发育因素

因该病多发生于儿童期，且随着年龄的增长而逐渐停止，表明梦游症可能与大脑皮质的发育延迟有关。

# 连续熬夜有哪些危害

从健康的角度讲，熬夜的害处很多。生活常识告诉我们，经常熬夜的人容易疲劳、精神不振，身体的免疫力也会跟着下降，感冒、胃肠感染、过敏等都有可能发生；如果长期熬夜，便会慢慢地出现失眠、健忘、易怒、焦虑不安等神经、精神症状；另外，过度劳累使身体的神经系统功能紊乱，引起体内主要

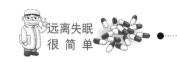

器官和系统失衡，如发生心律不齐、内分泌失调等；严重者会导致全身进入应激状态，使患感染性疾病的概率相应提高。

美国的免疫学家在对睡眠和人体免疫间的关系做了一系列的研究后发现，睡眠除了可以消除疲劳，还与提高免疫力、抵抗疾病的能力有着密切关系，即有充足睡眠的人血液中 T 淋巴细胞和 B 淋巴细胞均有明显上升，而这两种细胞正是人体抵抗疾病的主力军，因此，睡眠不足会引发感染性疾病的高发。医学研究还发现，健康的生活习惯和有规律的睡眠可使体内的激素正常分泌，并保持相对平衡，从而保证人体器官在一个稳定的内环境中工作。

如果经常熬夜，正常运行规律被打乱，激素的分泌规律也将改变，使生命器官遭受不同程度的损害，从而危害健康，甚至缩短寿命。有人对长期熬夜的人和坚持早睡早起的人进行对照研究，发现经常熬夜者长期处于应激状态，一昼夜体内各种激素的分泌量较规律睡眠者平均高 50%，尤其是过多地分泌肾上腺素和去甲肾上腺素会损伤心脑血管系统。此外，长期熬夜的人更容易患癌症，因为癌变细胞是在细胞分裂中产生的，而细胞分裂恰恰多在睡眠中进行。由于熬夜使睡眠规律发生紊乱，影响细胞正常分裂，从而导致细胞突变、产生癌细胞。

生物钟作用决定了睡眠觉醒的周期性，只有按照自己的生物钟周期养成定时睡觉的习惯，保证每天合理的睡眠时间，才能维持睡眠中枢生物钟的正常运转。否则，自然生物钟节律被打乱，会陷入睡眠障碍的恶性循环，最后导致积重难返。

总之，睡眠是人类新陈代谢活动中最重要的生理过程。没有睡眠就没有健康，没有健康就没有未来。

# 睡眠不足对身体有什么危害

随着人们生活节奏普遍加快，睡眠不足已成为当今都市人的普遍现象。睡眠不足对健康的危害甚大，切莫等闲视之。

## → 影响大脑的创造性思维

曾有科研人员把 24 名大学生分成两组，先让他们进行测验，结果两组测验成绩一样。然后，让一组学生一夜不睡，另一组正常睡眠，再进行测验。结果没有睡眠组学生的测验成绩大大低于正常睡眠组学生的成绩。由此，科研人员认为，

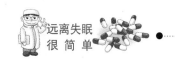
人的大脑要思维清晰、反应灵敏，必须要有充足的睡眠；如果长期睡眠不足，大脑得不到充分的休息，就会影响大脑的创造性思维和处理事务的能力。

### ➡ 影响青少年的生长发育

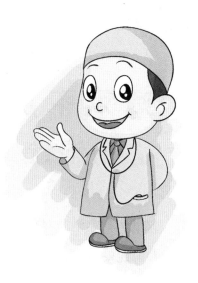

现代研究认为，青少年的生长发育除了遗传、营养、锻炼等因素外，还与生长激素的分泌有一定关系。生长激素是下丘脑分泌的一种激素，它能促进骨骼、肌肉、脏器的发育。由于生长激素的分泌与睡眠密切相关，即在人熟睡后有一个大的分泌高峰，随后又有几个小的分泌高峰，而在非睡眠状态，生长激素分泌减少。所以，青少年要想发育好、长得高，睡眠必须充足。

### ➡ 影响皮肤的健康

人的皮肤之所以柔润而有光泽，需要靠皮下组织的毛细血管来提供充足的营养。睡眠不足会引起皮肤毛细血管瘀滞，循环受阻，使皮肤的细胞得不到充足的营养，因而影响皮肤的新陈代谢，加速皮肤的老化，使皮肤颜色显得晦暗而苍白。尤其眼圈发黑，且易生皱纹。

→ 导致疾病发生

经常睡眠不足，会使人心情忧虑焦急，免疫力降低，由此会导致种种疾病发生，如神经衰弱、感冒、胃肠疾病等。瑞典一家医学中心研究人员发现，睡眠不足还会引起血中胆固醇含量增高，使发生心脏病的概率增加；澳大利亚的一个研究学会提出，人体的细胞分裂多在睡眠中进行，睡眠不足或睡眠紊乱会影响细胞的正常分裂，由此有可能产生细胞突变而导致癌症的发生。

# 关于睡眠有哪些误区

在心理门诊几乎天天都会碰到一些为睡眠担忧的患者，他们愁眉苦脸地抱怨各种睡眠障碍，提出很多有关睡眠的问题。许多患者存在着对睡眠这样或那样的认识误区，而这些

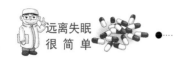

错误的认知又会给患者带来不合理的心理和行动。长时间陷入睡眠误区会导致睡眠质量下降，并会严重影响健康。所以，我们需要帮助患者纠正错误的认识。那么，到底哪些误区会成为影响人们睡眠健康的杀手呢？

### ➡ 误区一：睡得越久越健康

有这种认识的人经常是一些生活懒散的人，他们尽可能地睡在床上，而不愿意下床活动。但研究结果证明，睡8小时以上的人并不比睡六七个小时的人更长寿。科学家还不清楚，是多睡使健康下降，还是多睡是某种疾病的症状之一。睡得久的人往往有睡眠呼吸暂停综合征、抑郁症或未控制的糖尿病等，因而起不来。其实睡眠时间的长短跟健康睡眠关系并不大，质量比时间更重要，最重要的是养成良好的睡眠习惯。

### ➡ 误区二：晚上做梦就表明没有休息好

有这种认识的人一旦做梦，就会形成主观上疲劳的感觉。其实梦是一种普通的生理现象，每个正常人在睡眠过程中都会做梦，只要第二天精神状态好，就不能认为没有休息好。

→ 误区三：饮酒可以催眠

有这种认识的人会在睡前喝点酒，认为这样能很快入睡。这种做法是不可取的。睡前饮酒的确能缩短睡眠潜伏期，但也同样缩短了快波睡眠时间，且酒中的有害物质在体内积存损害身体。

→ 误区四：睡眠能储存和预支

有些上班族平日由于工作繁忙所以睡得很少，一到周末却狂睡，片面认为周末多睡可补回平日的睡眠不足。殊不知这会使平日睡眠节律失调，更难恢复正常睡眠。周末睡到中午，工作日熬夜，不仅不能弥补以前缺乏的睡眠，还会使下周更难入眠，因此周末最好也像平时一样按时起床。

→ 误区五：安眠药可以常吃

有这种认识的人会长期服用安眠药来助眠。安眠药所带来的睡眠并不能代替真正的自然睡眠，这是因为95％以上的安眠药会缩短深睡眠。迄今为止尚未找到无不良反应的外源性安眠药，大多数安眠药还存在长期服用成瘾的危险，所以安眠药要在医生的指导下服用。

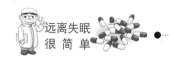

➡ **误区六：在床上看书有助于睡眠**

有这种认识的人会在床上从事与睡眠无关的活动（读书、看报、想问题、看电视等），时间一长，就会导致床与睡眠没有关系、一上床思维反而开始活跃，因而加重失眠。

➡ **误区七：老年人觉少很正常**

老年人和年轻人一样需要充足睡眠，这是健康长寿的一个重要因素。由于不少老年人睡眠功能退化以及身体疾病等原因，夜间较难入睡，所以才给人"觉少"的错觉，正确的方法是在白天适当"补觉"。

➡ **误区八：打盹儿无益**

现代人压力越来越大，睡眠透支已成为一种常态，在工作空闲时间打个盹儿，小憩片刻，无疑是个不错的选择。

➡ **误区九：睡不好也要躺着**

存在这种认识的人将卧床时间与睡眠时间混为一谈。实际上，我们所关注的是有效的睡眠时间，而不是卧床有多长时间。如果你发现自己睡眠有效性很差时，不要强迫自己躺在床上，而是需要及时寻求专业医生帮助提高睡眠的有效性。

# 引起失眠的因素有哪些

失眠和发热一样，它是一个症状，而不是一种病，可以由各种不同的原因引起，大致分为以下几类：

→ 环境因素

噪声或光照干扰睡眠，高温或严寒影响睡眠，卧具不适，如床垫过硬、被褥过厚或过薄都会影响睡眠。改变睡眠环境，如住医院或旅馆因就寝环境的变化也可能引起失眠。同睡者鼾声大作时也会影响同卧室人的睡眠。

→ 生理因素

高速飞行跨过几个时区的旅行（时差反应）以及由白班改夜班工作，由于体内生物钟尚未适应新的昼夜节律，也会出现失眠。

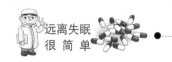
### 心理社会因素

应激和各种生活事件均可引起失眠。如为自己或亲人的疾病焦虑、害怕手术、亲人亡故、准备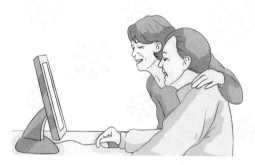考试或接受重要工作而担心、事业上挫败或想取得更大成就，遇有突发性自然灾害等都是暂时性失眠的常见原因。

### 躯体疾病

躯体疾病产生的症状，如疼痛、瘙痒、腹泻、咳嗽等，以及使人痛苦的疾病，如心肺疾病、关节炎、晚期癌症、夜尿症、胃肠疾病、肾衰竭、甲状腺功能亢进症、低血糖、帕金森病等常常会引起失眠。

### 精神疾病

患有抑郁症、躁狂症、精神分裂症、阿尔茨海默病、焦虑症、强迫症、边缘性人格障碍等的人均常伴有失眠症状。

→ 药物

最常引起失眠的药物有咖啡因、茶碱和各种兴奋剂，以及乙醇（酒精）和食欲抑制剂。这类由药物引起的失眠称为反跳性失眠。

→ 睡眠障碍性疾病

如梦魇、睡眠呼吸暂停综合征、发作性睡病、周期性肢体运动、生物节律紊乱等。

→ 原发性睡眠障碍

如特发性失眠、睡眠时相延迟或提前综合征等。

→ 假性失眠

假性失眠又称为睡眠状态误认，即患者实际已经入睡但自己误认为未睡着。也有的人将疲乏认为失眠。

# 不良习惯会引发失眠吗

睡不着的原因多种多样，下面针对不良的睡眠习惯加以分类说明。

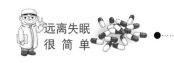
（1）个体有自己的睡眠节律，但有些人深信一定要睡满 8 小时才能满足身体需要，于是在强迫入睡的情况下躺得越久，睡得就越差。

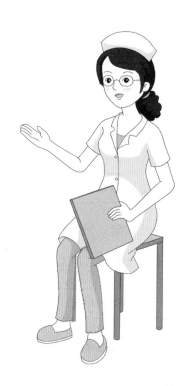

（2）有人喜欢把睡前当成检讨以往得失和未来计划的良好时机，一边点评当天的活动，一边规划着明天的行程，越想越多。脑子里像放电影一样，一幕一幕闪着，停不下来，导致睡不着。

（3）有人一旦有过失眠的体验，就不相信自己以后可以获得正常睡眠，一到天黑便会开始担心。其实睡眠是正常的生理需求，越担心只会越睡不着。

（4）半夜失眠的人，最容易拿起表来看时间，结果时间分秒过去，自己就真的睁眼到天亮。

（5）床是让人睡觉的地方，但经常在床上看书、吃东西、看电视，就容易培养不想睡的气氛。

（6）有些人习惯分段睡眠，表面上看起来好像总时长一样（或增加），但睡眠结构则是破碎无形的。

（7）如果白天的活动不多，无论是体力或脑力都消耗不多时，对睡眠的需求自然就不大，再用原来的标准衡量，自然就感到睡眠不足。特别见于老年人和闲在家里的人，有的人整天窝在沙发上看电视，到了晚上叫苦连天睡不着。

（8）外物刺激，如咖啡、茶、香烟都会破坏睡眠结构，以及在不适当的时间吃、喝，都可能会令你有一个无眠的夜晚。有些人在下午2点后喝咖啡晚上便会睡不着觉。酒精可能令你入睡，但也有半夜醒来的不良反应。上床前吸烟（尼古丁就是一种很强的刺激物），以及睡觉前1~2小时吃零食都会在新陈代谢应该减慢时反而增加而妨碍睡眠。

以上几点不良睡眠习惯，如果是导致你的失眠原因之一，只要有针对性地加以改善，轻松入眠将不是件难事。

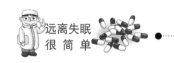

# 心情**不好**也会引起失眠吗

　　生活在人世间，心情会随着外界环境随时起伏跌宕，尤其是性格内向、自控能力差的人更是饱受喜、怒、哀、乐、悲、恐、惊的折磨。从中医学的角度讲，这些都会伤及心、肝、肾。失眠又与心、肝、肾关系最大。肝主疏泄，有调节情志活动的功能，肝失疏泄则性情急躁，心情压抑，肝郁化火，热扰心神就会导致失眠；心主藏神，因此也与睡眠关系密切；肾主藏精，若肾阴不足，肾水不畅会导致失眠。

　　只要是有过失眠经历的人恐怕都有深刻的体会，"夜不能寐"简直就是一种折磨。等到不堪忍受时，各种新办法、老办法也就统统"出炉"，如睡前洗澡、喝杯牛奶，或者干脆吃片安眠药。其实，除了用这些办法解决失眠问题，对症治疗也很重要。

　　导致失眠的原因很复杂，除躯体疾病，如哮喘、腰腿痛、高血压、糖尿病、前列腺疾病等常见病会不同程度地影响睡眠外，心理因素也是一个很重要的原因。其中，相当一部分人的失眠是心情闹的。

在日常生活中，能够导致心情不好的事情太多了，不同年龄的人有不同的烦恼。学生会因为学习压力、课业缠身而苦恼；青年人会因为就业、感情而纠结；中年人会因为家庭、事业双重负担而惆怅；老年人会因为家庭子女、自身疾病而心事重重。这些随时随地出现激动或焦虑的情绪，都可能导致失眠。这个时候，积极地调整心态就变得极为重要。

如果在白天就感觉自己心情不好，最好把心事向要好的朋友和家人诉说，也可以在手机 App 里唱唱歌发泄一下，随时释放出心中的郁闷很重要；如果身体状况允许，可以参加一些社交活动、体育锻炼等，在运动休闲中调整心情；如果持续一段时间状态不好，那就休个假，来一次放松的旅游也是调整心态的好办法。通过这样的自我调整，一般的睡眠障碍就可以得到解决。当然，对一些长久的心情郁闷，无论怎样调整都无法摆脱的人一定要及时就医，专业的医生会助您一臂之力，千万不可一拖再拖或滥用安眠药，从而导致不良后果。

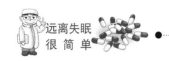
# 为什么**不良**的生活
## 方式会影响睡眠

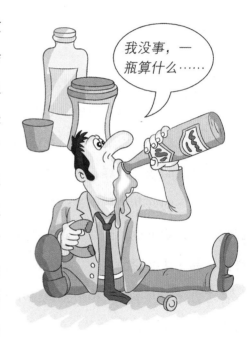

我没事，一瓶算什么……

人在夜间睡眠质量好，在白天时才会精力充沛。但现代生活中，有些人日夜处于人造灯下，没有了日出而作、日落而息的正常自然变更。工作时间很长，且没有规律，压力让我们的身体长期处于一种紧张状态。此外，噪声污染、不良的饮食习惯、吸烟、过度饮酒、缺乏锻炼等这些都会引起失眠。

毫无疑问，我们的生活方式影响睡眠质量的好坏。日常有利于睡眠的因素常被称为"睡眠卫生"。改进睡眠卫生对睡眠质量的提高有很大影响，但是不一定能解决长期的失眠问题。失眠很少仅由外在因素引起，如噪声可能是你夜间醒来的直接原因，但是担心上班迟到也可能让你睡不着，过多饮酒也会干扰你的睡眠，因此，尽管避免导致你失眠的外在因素是重要的，但不要忽视了问题的根本原因。

现代人的生活方式大多是由竞争的需要来控制的，而不是自然节律，这可能会改变睡眠模式，最终影响身体健康。长时间工作、环球旅行、大清早聚会都会干扰生物节律和睡眠习惯，许多研究表明，干扰正常的睡眠习惯会对身心造成不良影响。

那些上夜班的人工作效率降低，持续的疲劳让人易怒、决断力差，增加了事故的发生和职业判断错误的概率。

夜间工作也改变了睡眠模式，夜间工作的人要比在正常上班时间工作的人睡的时间长一些。但由于每次间隔时间变短，这将影响他们的睡眠质量。他们的快速眼动睡眠期要比正常睡眠的人少，而第一阶段浅睡眠期要长，醒得更加频繁。那些没有得到足够深睡眠的人会觉得疲惫，是因为他们身体的激素在产生不同的作用。生长激素仅在深睡眠期产生，虽然轮班的人在早上8点钟时也会进入深睡眠期，但由于白天分泌的激素，如肾上腺素和类固醇皮质激素不受睡眠控制，

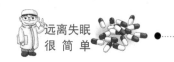
故它们除了会产生生长激素外还会产生白天分泌的激素，由于这种矛盾导致人体无法正常修复，睡觉后仍然会觉得很疲惫。

时差、无规律的就寝时间和起床时间就像轮班一样影响了我们的健康和活力水平，尤其是时差会导致由于生物钟的紊乱而产生各种症状。白天困倦和夜间难以入睡，导致头痛、厌食、不规律的小肠蠕动、注意力不集中等。

在白天很少进行身体锻炼的人，会发现在晚上很难入睡，即使睡了可能也难以得到自身所需要的睡眠量。身体缺乏活动会严重影响睡眠质量，以致工作效率下降或醒来萎靡不振。

缺乏体力活动并不是有害于睡眠的唯一类型。缺乏脑力活动、缺乏实践也常令人精神不振，只维持有轻度断断续续的睡眠。那些避开挑战、生活枯燥和没有成就的人普遍反映睡眠差。

缺乏锻炼会影响睡眠，但过度运动，尤其是在深夜运动同样对睡眠有害。体力消耗释放肾上腺素，会增加觉醒时间，同时也产生疲劳。深夜的脑力刺激也会干扰睡眠，因为它没给就寝前留下缓冲时间。

# 喝含有 咖啡因 的饮料

# 为什么容易失眠

在现代生活中，人们饮用各种饮料已经成为一种需求与时尚。从对神经系统的影响来界定，可以把饮料分为"刺激性饮料"与"非刺激性饮料"。所谓"刺激性饮料"主要是指对大脑有兴奋作用的饮料，最多见的是茶、咖啡和可可，这些是世界各国人民都喜欢的饮料，而在这些饮料中都或多或少地含有咖啡因。咖啡因是一种很好的大脑兴奋剂，可是大量服用势必会引起兴奋，导致失眠。

我们不妨来看看各种饮料中咖啡因的大致含量，不论是白茶还是绿茶、红茶，都含有咖啡因，一杯茶水含 30 ~ 100 毫克，一杯煮的咖啡含 90 ~ 140 毫克，一杯热巧克力含 5 ~ 50 毫克，一块中等大小的巧克力含 25 ~ 35 毫克，一罐可乐含 25 ~ 50 毫克。

咖啡因既是人们提神醒脑的好物品，又是导致失眠的罪魁祸首。

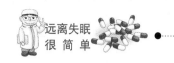
咖啡因会全面兴奋大脑，使人提高注意力，增强记忆，活跃思维，使工作和学习效率大大提高，这也是茶、咖啡、可可饮料受人欢迎的原因。

凡事要有度，如下午或睡前大量饮用含有咖啡因的饮料，势必会使大脑过度兴奋，导致失眠。一般来说，每人每天咖啡因最大摄入量为200毫克，如果超出这个量，有可能造成咖啡因急性中毒，那就不单单是失眠的问题了。

# 为什么酒后容易失眠

在中华民族的饮食文化中，酒是重要的元素。人们兴致所致，常常一醉方休。也有些人认为晚上喝点酒更能帮助睡眠。那么，饮酒是不是有助睡眠呢？表面上，大量的酒精能够使人昏昏欲睡或快速入睡，但这样做既不利于睡眠，又对健康无益。

常常有这种现象：一些人饮酒后兴奋不已，一些人饮酒后很快便可入睡。这又是怎么回事呢？这是因为酒精进入人体后，很快便会被胃肠吸收进入血液，并随血液循环流遍全身，其中最重要的是脑和肝脏。一般来说，少量饮酒后低剂量的酒精会对中枢神经系统产生兴奋作用，会使人失眠。如果饮酒过多，大脑则会进入抑制期，人会昏昏沉沉地进入梦乡，严重者还会昏迷不醒，这是很危险的。酒量的多少是有很大个体差异的，无论多少都对睡眠产生影响。只不过是不同的饮酒量，对睡眠的影响不一样而已。研究发现，酒精对人类睡眠的影响机制如下：

（1）尽管喝酒会暂时放松身体肌肉，但酒精还会抑制深度睡眠阶段（非快速眼动睡眠的第Ⅲ期、第Ⅳ期）和快速眼动睡眠期的时间，而快速眼动睡眠期的时间太少会使人停留在浅睡阶段，导致睡眠断断续续，甚至噩梦连连，睡眠质量会很差。因此，想借助饮酒改善睡眠，是行不通的。即使短期内有效，因酒后睡眠质量差的原因，也会在第二天醒后觉得头昏脑涨，仍有没睡好的感觉。而且长期饮酒后会引发肝功能受损、脑细胞损害等许多比失眠更严重的后果。

（2）酒精进入体内会分解产生乙醛，这是一种有害无益的化学物质。如果醉酒后即刻入睡，乙醛在体内循环会导致一定程度的脱水，导致口干舌燥，夜间醒来后会难以再入睡。

有些人拿酒当成安眠药，更为严重的是为追求其催眠效果，而越来越加大饮酒量，酒也易产生耐受性，最后可能要饮到烂醉才能达到"催眠"效果，这时已接近麻醉剂量，是

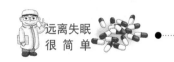

很危险的。大脑是生命的中枢，特别是呼吸中枢也被麻痹，有时甚至可能造成死亡。在服用地西泮类药物时，再加上醉酒极易发生猝死。

（3）有些人身体肥胖或本来就患有阻塞性睡眠呼吸暂停综合征，饮酒后一方面酒精会导致肌肉松弛加重病情，另一方面酒精的全面抑制会使机体对缺氧的敏感性及反应性下降，最终导致长时间的呼吸暂停，因严重缺氧而发生严重的心、脑损害。

还有些人认为，啤酒、红酒等酒精度数低，喝点也无妨，其实只要是含酒精的饮品都会刺激大脑，量大了就会损伤神经。

因此，提醒那些睡眠不良者，在上床前4~6小时不宜饮酒。睡眠正常的人，用餐时的一杯鸡尾酒或一杯葡萄酒在体内持续时间不会太长，不一定会对睡眠产生不利影响，但是希望以酒助眠常常会适得其反。

# 为什么用脑过度易失眠

长期过度用脑会让脑部处于紧张而敏感的状态，并由此释放大量兴奋中枢的物质，促使觉醒大增，导致失眠。同时，兴奋使大脑血液循环加速，又让睡眠中枢发生功能亢进，造成睡眠节律紊乱。国内大规模的有关睡眠调查的研究发现，易醒、睡得过晚、睡眠时间不定、睡眠质量不佳者占有相当大的比例，其中大多数为长期用脑之人，如有压力的脑力工作者、领导干部、企业老板、都市白领阶层，甚至是重要考试前的学生等。

对于平时容易忧心、焦虑及难以承受压力的人，若用脑过度更易诱发他们出现失眠或夜寝不安。

用脑过度不仅会诱发失眠，对老年人或有心脑血管病变者，更要引起高度警惕，因其可招致心脑病变的严重后果，临床上脑出血、心肌梗死者屡见不鲜。就是那些平时所谓健康的年轻人，若不采取有效、科学的调治，也可能会演变成高血压、心脏病、焦虑或抑郁性神经症等。

人体健康最重要的莫过于保持内外环境平衡，用脑过度会打破睡眠与觉醒之间的协调，如果超越时间的限制，还可使生物钟造成指令性错误，加重睡眠障碍。所以，我们必须学会有规律地生活和工作，防止用脑过度。

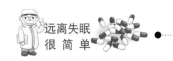

# 离退休人员
## 为什么会失眠

有个奇怪的现象：人们在上班的时候，虽然工作繁忙，但身体很好；可退休以后，虽然清闲下来，但身体却不行了，失眠、健忘、身体不适，这些毛病一下子都来了，这是怎么回事呢？

在引起离退休人员失眠的诸多原因中，心理社会因素最值得一提。从工作岗位退下来，尤其是从领导岗位退下来以后，很多人会有一种失落

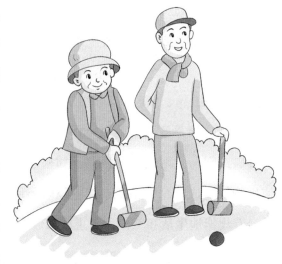

感、衰老感、被人遗忘感，心理状态失去平衡，觉得自己不再是社会的中心，被社会边缘化了。子女因忙于工作，无暇

照顾，常会产生寂寞感、孤独感、被冷落感。过分担心自己的身体状况，对疾病恐惧、害怕，由于同伴或老伴患病甚至故去造成的心理负担和引起的悲痛，都会导致离退休人员睡眠障碍和情绪波动。

生活习惯的改变也是一个很重要的因素，平时闲在家中，无事可做，白天睡觉过多，夜间就再也睡不着了。睡前喝茶、饮咖啡、吸烟等均可造成兴奋难眠或夜间易醒。

除此之外，离退休人员本身存在的躯体疾病和用药也会加重失眠。例如冠心病、慢性支气管炎、肺心病等疾病都会造成夜间睡觉不好，同时使用利尿剂会使夜尿增多，频繁起夜，影响睡眠。

# 为什么**老年人**容易失眠

失眠与年龄有一定关系，与年轻人相比，睡眠—觉醒节律的紊乱是老年期睡眠障碍的主要特征，老年人的睡眠障碍主要表现为：睡眠时间在昼夜之间重新分配，白天瞌睡增多，经常打盹儿，夜间睡眠减少；早睡早醒，夜间睡眠浅而易醒，睡眠质量下降。老年人多导睡眠仪反映的特点是：入

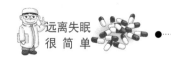
睡潜伏期延长，非快速眼动睡眠的Ⅰ期（浅睡眠）增加，而非快速眼动睡眠的Ⅲ、Ⅳ期（深睡眠）减少，快速眼动睡眠缩短。

引起老年人睡眠障碍的原因有以下几种：

**→ 生理性因素**

夜间睡眠少，睡眠节律出现紊乱，这是随年龄增长出现的生理现象。

**→ 脑部器质性疾病**

老年人患中枢神经系统疾病的风险性大大增加，中枢神经系统常见的疾病有脑血管疾病、阿尔茨海默病、帕金森综合征等，这些疾病常伴有睡眠障碍。

**→ 全身性疾病**

进入老年期，全身性疾病发生率也增高。常见的全身性疾病有高血压、糖尿病、心血管疾病、肺部疾病、肿瘤等，这些疾病本身或其伴随症状会影响睡眠，引起老年人失眠。

**→ 精神疾病**

据统计，老年人精神疾病的发病率明显高于年轻人，老

年期常见的精神疾病有抑郁症、谵妄、焦虑症等。这些精神
疾病多伴有睡眠障碍，例如抑郁症的症状之一便是失眠，其
睡眠障碍主要表现为早醒及深睡眠减少。

→ 心理社会因素

　　经济收入的减少，同事或老伴故去后的悲伤、与子女关
系的不协调等心理社会因素都可引起或加重睡眠障碍。

→ 药物因素

　　老年人常因躯体疾病服用大量的药物，而这些药物很多
与睡眠障碍有关。

　　由上述可见，引起老年人失眠的原因既有生理性的，也
有躯体和心理社会因素。

# 头痛如何影响睡眠

　　头痛是一种常见症状，而不是一种病。可以说90%的人
在一生中曾经体验过头痛。头痛和失眠的关系很密切，我们
可以用三种具体表现来看头痛是怎样影响睡眠的。

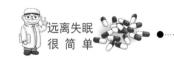

第一种是神经性头痛，在国外称为紧张性头痛，原因可能是由于头顶部、颈部、颞部肌肉过分收缩或痉挛，或是过度疲劳，或是心情压抑所致。患者几乎每天都觉得头部发沉，像有东西压在上面或是头顶被东西箍着，痛并不很严重，可是使人感到不舒服，昏昏沉沉，"头脑不清醒"。通常不会引起恶心、呕吐。痛总是在下午加重，到晚间又减轻些，可是精神却相对兴奋起来，患者往往有焦虑情绪，所以入睡困难十分常见。这种情况过去经常被诊断为神经衰弱。

第二种是偏头痛，这种头痛以年轻女性较多见，是一种阵发性、发作性的头痛。患者在头痛前可以出现视力先兆，如眼前冒金星、出现水波纹或呈垛状图像等，20～30分钟后就出现剧烈头痛，视觉先兆却消失了。头痛可位于一侧或两侧，从眼眶、太阳穴一直延伸到整个头部，很剧烈，像火烧、像刀割、像血管跳动，同时怕光线，怕人声，最严重时出现恶心、呕吐。每次发作持续4小时左右，最长可达2～3天。

第三种是丛集性头痛，以壮年男性为多。这种头痛常常在春、秋季发作，而且每年发作的时间相当固定，如每年10月的第2周或3月的第3周等。发作都在半夜，以一侧痛为主，有的患者会痛得用头撞墙、抱头下地乱走，但剧痛1～2

小时后会突然消失。这样的发作当然使人无法入睡，幸亏每次发作只有 10 天左右，但也足以影响睡眠了。

# 中医是怎样看待失眠的

中医称失眠为不寐，古代中医文献中亦称为不得眠、不得卧、目不瞑等。中医学认为，思虑过多、劳逸失调、素质不足、病后体虚、精神或饮食不节等因素，均可影响心神而导致失眠。

### → 思虑劳倦，内伤心脾

思虑劳倦太过，伤及心脾。心脾不足，造成营血亏虚，以致心神失养，导致不寐。

### → 阳不交阴，心肾不交

多由久病伤阴，或房事不节，或思虑太过，情志郁而化火，或外感热病心火独亢等因素导致心肾阴阳失调，阳不交阴，心阳、心火偏亢，心神不宁，而致失眠。

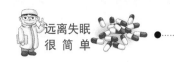
### → 阴虚火旺，肝阳扰动

情志所伤，肝郁不舒，郁而化火，火性上炎，或阴虚阳亢，扰动心神以致失眠。

### → 心虚胆怯，心神不宁

平素体弱，心胆素虚，或因暴受惊骇，精神紧张，善惊易恐，终日心神不宁，渐至心胆虚怯而致失眠。

### → 胃气不和，夜卧不安

饮食不节，肠胃受伤，宿食停滞，酿为痰热，痰热上扰，胃气不和而致不得安寐。

总之，失眠的原因很多，辨证要分清虚实。虚证多属阴血不足，责在心、脾、肝、肾。实证多因肝郁化火、食滞痰浊。治疗上当以补虚泻实，调整阴阳为原则，虚者补其不足，实者泻其有余，虚实夹杂者，应补泻兼顾。

# 现代医学对失眠

## 有哪些认识

现代医学认为，任何可引起大脑中枢兴奋增加的因素都可能成为失眠的病因。它可分为两类：第一类是原发性失眠，其没有任何外因，可能和

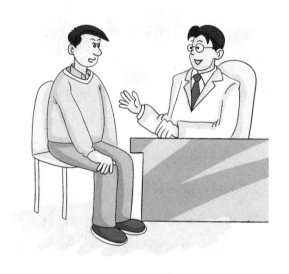

个人体质或多愁善感、心胸狭窄、性格不开朗等有关，或者是由于先天性大脑觉醒系统发育异常引起，这些人往往自幼就表现为入睡困难，睡眠需求较常人明显减少等，但这类失眠为数不多。第二类是继发性失眠，大多数人属于这种情况。它是因某些明显原因引起的，如情绪过分紧张和兴奋、过度疲劳、环境变化较大、身体患有某些疾病、生活不规律等。

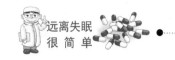

现代研究发现，人体的睡眠—觉醒周期由特定的生物钟来调控。这个生物钟其实是大脑前侧下丘脑的神经机构，它通过神经细胞及递质作用机制来调节睡眠—觉醒的生理节律。

美国科学研究者发现，大脑深部的松果体释放的褪黑素的水平呈现昼夜节律变化，即夜间浓度很高，白天在日照下处于较低水平，当太阳西沉时，人体褪黑素从松果体中的分泌量明显增加，因而增加人的睡眠倾向。褪黑素分泌节律与睡眠关系密切，目前其生物制剂已成为市场上治疗失眠的常见药品。

最近还有科学家发现，人的入睡或醒来是体内激素对抗的结果。由法国和瑞士科学家组成的一个研究小组已证明，大脑前部一个被称为脑侧室前视核（VLPO）的区域主宰着人是清醒还是睡眠。他们以大鼠进行的实验显示，VLPO中的三角形细胞受着肾上腺素和血清素等激素的控制。VLPO细胞在人体处于黑暗、酒精和温暖的氛围及其他因素中时，就会发挥作用，让人入睡。这种细胞发挥作用时，会阻止大脑的其他区域释放让人清醒的激素，而这样又会使更多的VLPO细胞变得活跃使人进入睡眠状态，这可能就是人要在夜间睡眠的缘故。

总之，睡眠发生的机制十分复杂，至今尚无确切定论，很可能是多种机制共同作用的结果。

# 失眠对身体有哪些 危害

长期失眠可导致大脑兴奋与抑制功能障碍，甚至衰竭，造成紧张、焦虑、心情抑郁、精神不振、悲观失望的情绪，严重影响人的免疫力及机体内环境的平衡，是心肌梗死、脑卒中、高血压、冠心病、糖尿病、肝肾疾病、性功能减退、精神失常的重要发病原因之一。医学统计约有 1/3 的高血压与 1/5 的心脏病患者可由不良睡眠引发。更有研究结果显示，在失眠患者中，糖尿病的发病率正在显著地增加。

实验还表明，一天的睡眠不足，次日便可显示免疫力下降，所测的免疫细胞因子或免疫球蛋白发生相应的失衡变化。经常失眠者易受细菌、病毒侵袭，导致流感、肝炎、结核等疾病出现。

睡眠质量持续不佳者，衰老的速度是正常人的 2.5 ~ 3 倍，寿命也将缩短。来自美国最新的研究报告称，30 岁左右的人一天睡眠如果低于 5 小时，他们的死亡率要比睡眠正常

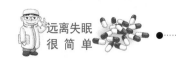

的人高 10%，每晚睡眠低于 4 小时者，死亡危险率将比睡眠
6～7 小时者显著上升。

现在社会上存在着一种相当严重的错误观念，即认为失
眠对人体的健康危害不大，故在日常生活中往往消极对待，
这应引起医患之间的高度重视！

# 失眠会加速人的衰老吗

长期睡不好觉，即使采用现代高级美容方法也难以掩盖
面色的憔悴和额部、眼部的皱纹。尽管失眠者的新陈代谢对
衰老的影响还是个未知数，但是皮肤的老化，如皱纹、脱发、
晦暗、苍白与粗糙也可见一斑。睡眠长期不足者，表现出来
的烦躁、激动、倦怠、疲乏、精神萎靡、注意力分散、记忆
力减退都是导向衰老的佐证。生命科学研究学家指出，中枢神
经系统功能减退是衰老的重要标志，而睡眠质量的好坏又直
接影响大脑的中枢神经功能，由此可见失眠与衰老之间的密
切关系。

失眠如不及时纠正，所出现的神经内分泌功能紊乱还会
导致性腺功能的失调，发生遗精、阳痿、早泄、月经不调及

闭经，直接造成被称为"先天之本"的肾脏虚弱，男性发生睾丸功能减退，女性则为卵巢功能早衰，使患者从心理和身体器官上都出现衰老。严重的失眠可致使机体产生高血压、心脏病、糖尿病、脑卒中，甚至癌症，这些疾病不仅摧毁人的健康和生活质量，还可危及生命，衰老得比同龄人更快、更重、更显突出。

迄今有关衰老的原因学说很多，如细胞基因遗传学说、生物钟学说、自由基学说、内分泌系统失调学说、免疫功能减退学说

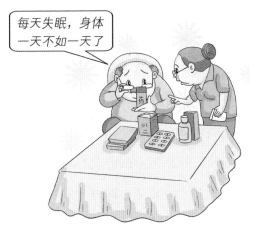

每天失眠，身体一天不如一天了

等。但就失眠来说，与生物钟异常、内分泌系统失调和免疫功能减退等关系最大。因此，千万不要小看失眠，有此症者务必积极进行综合调治，将其尽早、尽快消除，让美好的睡眠重新再回来。

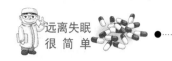
# 青少年失眠会影响
## 学习成绩吗

　　一名大二的学生，每到大考前的复习阶段，晚上总是迟迟无法入睡，导致精神紧张，复习效果很差，考试时不能发挥正常水平。现在英语四级考试快到了，又开始失眠，白天疲惫不堪，学习效率极低。该怎么办呢？

　　类似问题在大学生中有一定的普遍性。不少学生平时睡眠挺好，但每逢考试前就容易失眠。青少年学生在复习考试期间失眠，主要是心理过于紧张的缘故。具体地说，就是这些同学对考试结果过分关注。有的同学期望值过高，希望自己一定拿个高分；有的同学对自己没信心，担心考不好；还有的同学准备不足，对考试心中没底。在这里，提供几条建议：

　　①合理安排好复习时间，做到有计划、有步骤地进行。考前复习要及早准备，不搞突击。应留有适当时间休息和进行体育运动。

　　②睡觉时要做到心情豁达，学会考虑并接受最坏的结果，

顺其自然。

③坚持锻炼身体。

④养成良好的作息习惯，不搞疲劳战术。

⑤睡前半小时适当放松自己。

# 失眠与神经衰弱
## 有什么关系

神经衰弱不同于神经系统器质性疾病，而是一种神经功能疾病，它是由于精神因素引起的，其症状主要表现为大脑皮质的抑制性减弱，兴奋性增高，患者易激动，对声、光、冷、热等刺激敏感，常伴有头晕、心慌、厌食、性功能异常、睡不着、睡不实、多噩梦，白天没精神、思维迟钝、记忆力减退等。

从现代神经科学的观点来看，失眠和神经衰弱都属于神经功能性疾病，神经衰弱的一种最常见的症状就是失眠，但有失眠症状的人不一定是神经衰弱者。

神经衰弱患者之所以总伴有失眠症，是因为神经活动紧

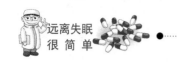
张、精神刺激以及个人素质及个性特点和社会心理因素等各种刺激因素均可造成高级神经活动过度紧张，以致形成抑制减弱及兴奋相对亢进，使神经细胞康复能力下降，大脑皮质衰弱、皮质下功能调节障碍，最后导致自主神经功能紊乱。睡眠是大脑高级神经中枢节律性调节形成的，当上述调节功能紊乱时，最早出现的症状就是失眠。其睡眠障碍多表现为入眠难、早醒、醒后不易再睡及睡浅而多梦等类型，有不解乏之感；另外还常伴有头晕、头痛及过敏表现等。

# 失眠与**抑郁症**有什么关系

有些失眠患者因为长期失眠而经常自己在药店买安眠药吃，日子长了，药量越吃越大，而睡眠却得不到有效的改善。最后，到医院看病的时候，却被医生诊断为抑郁症。这是怎么回事呢？

原来，失眠在许多情况下只是某些疾病的一种临床表现，我们平时只注意失眠，而忽略了失眠背后的潜在疾病，抑郁症便是一种最容易被忽略的疾病。下面我们来看一下抑郁症性失眠的特点，抑郁症典型的睡眠障碍是半夜早醒，即在黑夜中突然醒来，醒后不能再入睡，脑海里反复浮现着一些不愉快的往事或对前途忧心忡忡。此外，患者也可表现为晚上上床后超过半小时不能入睡或夜间易醒、多梦等。

除睡眠障碍外，抑郁症患者往往还表现出程度不同的情绪低落，内心缺乏愉快感，对任何事都觉得兴趣索然，丧失了以往对生活、工作的热情和乐趣，或是无任何原因而感到精力不足，做事力不从心，觉得脑子变得迟钝了，注意力难以集中等。病情严重时，患者对前途感到悲观、失望，觉得生活不值得留恋，甚至产生强烈的自杀念头和行为，有15%的抑郁症患者以自杀来结束自己的生命。

由此可见，失眠仅仅是抑郁症的一项症状，若把抑郁症当成单纯的失眠来治疗，不仅会贻误病情，还可能造成严重的后果。如果您或您的家人除了失眠，还有情绪不好，一定要到医院看医生，决不能耽搁，以便明确诊断，及早治疗。

# 什么是焦虑性失眠

焦虑性失眠是临床上最常见的失眠症类型。大多数患者长期失眠，越想睡越睡不着，越急越睡不下，引起焦虑症，

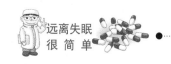

其原因多数为精神紧张，工作或思想压力大、生气，环境变化等。有的焦虑症患者常常心烦意乱、坐立不安、心理紧张、睡不着、胡

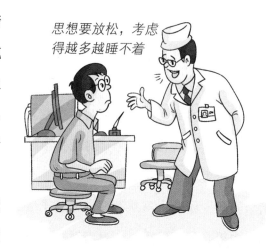

思乱想，并引发头痛失眠、困倦乏力、多汗、心悸等现象。这是一种因持续性不安、紧张、恐惧等情绪障碍而感到莫名其妙的紧张和不安，常感觉会发生不愉快的事情。无时无刻不在为未来发生的事情发愁、苦恼、烦躁，其精神状态可表现为惊疑或忧虑、抑郁、惶惶然有如大难临头，整天提心吊胆、战战兢兢。由于焦虑情绪过度，会引起肾气不足，气血两虚的阴阳失调，脏腑不能正常运行，易出现手脚心多汗，心悸，心跳快，呼吸急促，肌肉收缩，颤抖，尿急尿频，胸部有压迫感，腹胀而泻，咽部阻碍感，多汗、四肢乏力麻木等症状。

焦虑性失眠以入眠困难为最突出的临床症状。患者躺在床上，翻来覆去不能入眠，脑子里会思考一件又一件的事，不想还不行，越想越兴奋，越兴奋越睡不着，时间长了患者会出现肾气阴虚、肝阳上亢，引起恐惧症。一到晚上就在思考，今晚会不会睡着，总是担心失眠，结果真的不能入眠，这样恶性循环的结果造成了焦虑性失眠，导致更加难以入眠，失眠症越发加重，使患者苦恼万分。

大多数焦虑性失眠者有体虚多梦而梦连梦的状况，最突出的表现是睡眠浅表，入眠困难，稍有动静即醒，醒后再难以入眠。

## 第二章

# 生活调养治失眠

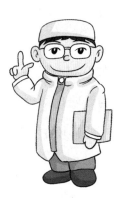

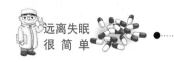
# 怎样**布置**好
## 自己的卧室

卧室是我们休息的主要场所，卧室布置得好坏，直接影响到我们的生活、工作和学习。一个安静、温馨的卧室会有益于我们的睡眠。

卧室并非越大越好。在不影响使用的情况下，睡眠空间越小越使人感到亲切与安全，这是人们普遍存在的私密性心理所造成的。去过故宫的朋友都会惊讶地发现，故宫养心斋的卧室和雍正皇帝书房后面的卧室，也不过十多平方米。可见连皇帝也不愿使用面积较大的卧室。蜗居虽小，却能使我们安心入眠。

卧室最好朝南或朝西南方向，这样阳光充足，空气流通好。卧室的墙壁色彩也很重要，以淡蓝、浅绿、白色为佳，人们在这样的环境中会感觉宁静、幽雅、舒适。同时窗帘、壁画、床罩及被褥等也应配以淡绿或淡蓝色，在这温馨的"蜗居"里，我们会很快"轻松入梦"。

卧室的床下不要随意堆积杂物。因为床下往往阴暗不透气，堆砌的杂物会受潮发霉和滋生细菌，同时床下也是卫生死角，不易打扫。从中医学来讲，瘴气会影响个人气场，长期吸入会做噩梦，影响睡眠。

常开窗透气。只要不是雨雾天气就应多开窗换气，让阳光照进卧室，使室内污浊的空气和室外新鲜空气对流，有利于身心健康。

卧室功能要单一。卧室只是睡觉的地方，要给自己营造一个纯粹的睡眠环境，最好不要将手机、笔记本电脑、文件等带入卧室。临睡前长时间看电视也不是个好习惯，会使人精神兴奋，难以入眠。进了卧室，就该让自己进入一个准备睡眠的状态中。

# 窗户、窗帘和
## 睡眠有关系吗

声音和光线可以直接影响睡眠，因而窗户和窗帘与睡眠有很大关系。旧房子尤其是平房的窗户一般较小，不利于通

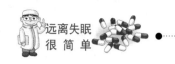

风，通风不良而致室内空气污浊，不利于夜间睡眠。目前新建楼房的窗户都较大，室内通风已不成问题，但居民区通常建在公路两旁，来往车辆的嘈杂声、周围工地的机器轰鸣声、路灯整夜明亮耀眼均会影响睡眠。

故应尽量选择不临街的房间作卧室，如能选向阳的卧室当然更好，因向阳卧室通常温暖干燥。北方常用双层玻璃，这样一方面在室内外温差过大时有利于保持室内温度，另一方面也可减少周围噪声的干扰。另外，应选择厚的、遮光好的窗帘，颜色淡雅、柔和的窗帘有利于睡眠，如浅蓝色、淡蓝色、浅米黄色、白色等。

# 失眠患者怎样
## 选择合适的床

床是睡眠的场所，人如果想得到良好的睡眠，床当然很重要。从床的进化过程来看，远古时代的人随便躺在地上入睡，根本没有床的概念。以后人们在地上把树叶堆起来，自己躺在树叶上睡才初步形成了床的概念。等到会打猎以后，把兽皮放在地上，人躺在毛皮上睡，又进了一步。再后来，

用木板、木条围
成一个框架，在
木板上放上羽毛、
树叶、兽皮等物，
人躺在木框内，
这才是真正意义
上的床，而且床

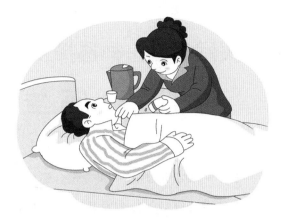

的位置开始固定了。从木板床、棕床、藤床、弹簧床、气垫
床到水床，床越来越高级，越来越精细，也越来越舒适，其
目的就是为了睡得舒服，睡得安稳。

　　现在一张单人床的长度约2米，宽0.8米左右，双人床
长约2米，宽1.6～1.8米。这样的长宽搭配足够使一个人
或两个人在睡眠时有活动余地，不至于在翻身时干扰别人
或掉到地上。

　　从床的进化来看，目前以睡弹簧床垫(席梦思)为最普遍，
也最为人们所接受，但在挑选床垫时要注意。

　　床垫的软硬合适程度有个测定方法，就是当人在侧卧
时，脊柱能保持笔直的姿势。如果床垫太软，脊柱会因骨盆
下陷变成凹形弯曲；如果太硬，肩膀和骨盆不会下陷，结果
胸椎下陷变成起伏凹凸状,这样都会引起脊柱疼痛和不适。

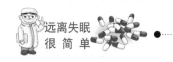
# 失眠患者怎样选择
# 被子和床单

有了一个舒适的卧室和一张合适的床，就得考虑床上用品：床褥或者卧具。床只是提供一个休息的场所，躺在光溜溜的床垫上而没有任何床褥还是难以入睡的，就好像只有一个戏台而没有任何道具一样，戏是没法唱的。床褥便成了重要的辅助睡眠的工具。

现代人谈到床褥一定会想到三大件：被子、床单和枕头，可以说这是床上用品三大要素。我们先来分析一下被子和床单，枕头在下一个问题中单独讨论。

床单以棉布的最好，其吸水性强，但洗涤后需要熨是其缺点。化纤制品如果与棉布混纺，则兼有吸水性和不需熨的优点，比较实用。

被子的种类也多，最常用的是棉被，也可用丝棉、驼毛、羽绒等。羽绒保暖性能最好，重量又轻，较受人欢迎。夏季往往用毛巾被，吸水性强，舒适松软。毛毯常在春秋季用，但分量太重是个缺点，往往只作为被子的添加物，不是主要的被褥类。

至于床罩等只是装饰品，与睡眠的关系不大，在此就不做介绍了。

# 患者怎样选择合适的枕头

睡觉离不开枕头，适宜的枕头有利于全身放松，能够保护颈部和大脑，可促进和改善睡眠。选择枕头一般应注意以下几点：

→ **高低合适**

俗话道"高枕无忧"，是否真的如此呢？事实上，枕头过高，既不利于睡眠，也不利于健康。因为如果枕头过高，会使颈部肌肉韧带长时间处于紧张状态，容易引起疲劳，诱发"落枕"。长期睡高枕，易造成颈椎的损害，加重颈椎骨质增生和颈椎病，引起颈肩部麻木酸胀，甚至影响脑部供血，出现头晕、眩晕等症状，故有颈椎病的人尤其不应使用高枕。而枕头过低不利于脑静脉血液回流到心脏，使脑部静脉血淤积，从而引起脑缺氧，使人头昏脑涨甚至头疼，不利于

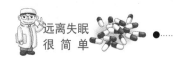
睡眠，次日晨起后还可出现眼睑和颜面水肿。

那么，枕头多高才算合适呢？由于人的高矮不一，不能用一成不变的尺度来确定枕头的高度，枕头多以自己的一拳头竖高为宜，成人的枕高通常在 10 厘米左右。不同疾病使用枕头的高度也不一致，高血压、颈椎病和脊柱不正的患者不宜用高枕，肺病、心脏病、哮喘患者不宜用低枕。

### ➡ 长宽适度

枕头以稍长为宜，枕头的长度应够头部在睡眠时翻一个身的位置。枕头不宜过宽，以 15 ~ 20 厘米为宜，过宽易使头颈部关节、肌肉紧张。

### ➡ 软硬适中

枕头宜软硬适中、以稍有弹性为好。枕头太硬使头颈部与枕接触的相对压力增大，引起头部不适；枕头太软，则难以维持正常高度，使头颈部得不到一定的支持而易疲劳，枕头弹性过大，则头部不断受到外加弹力的作用，易导致肌肉疲劳和损伤。自古迄今，做枕头的原料无奇不有，品种繁多。举例来说，石头、竹子、木板、布料等都有，而其填充物则包括棉花、木棉、绿豆皮、荞麦皮、羽毛、化纤制品等。枕头的选择因人而异，并无严格规定。目前多数人愿意用羽绒枕头，因为睡在上面柔软、舒适、耐用又便于洗涤，不过对羽毛过敏的人不能用，否则会引起过敏性反应。化纤制品的枕头也不错，柔软、舒适，可惜透气性差，头部易出汗的人不适合，而且久用后会变得硬实，不易膨胀。枕套用棉织品或化纤制品都可，但枕巾以棉织品为佳。

# 睡衣 以什么材质为好

　　睡衣贴身穿，一般可分为睡袍和睡衣两大类，睡袍是一件的，从领子一直罩到腿上，睡衣则分上衣和裤子。穿睡袍或睡衣完全根据个人爱好而定、并无严格的规定。但无论睡袍还是睡衣均以松软宽大为好，虽贴身而不紧箍，这样在床上翻身、起卧都很方便。睡衣上的纽扣越少越好，免得睡着后压在皮肤上很不舒服。睡衣的颜色以浅色为佳，天蓝、浅蓝、湖绿、粉红、淡黄、白色等颜色有利于睡眠，大红、大绿、大紫、黑色等刺激性强，对睡眠不利。

　　睡衣是贴身穿的衣服，每昼夜都要穿 6 ~ 8 小时，所以要挑选质地好的。棉织品的吸水性最强，穿着最舒服，夜间

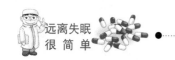
睡眠时如果出汗，很容易吸收，身体也会感到舒适，但棉织品洗后易发皱。麻织品较挺括，也有一定的吸水性，夏季穿着较好，南方地区常用于做睡衣。丝织品很柔软，又美观，但吸水性差，夏季穿易沾在身上，冬季穿又太凉，所以适合在有空调的房间里穿着，此外，真丝睡衣在洗后要熨也较麻烦。毛织品一般不用做睡衣的原料。

现在较常用棉和化纤的混纺料子做睡衣，棉占50%~60%，这样既有吸水性，也比较容易保持样式，不易皱缩，洗后也不一定要熨，而且又便于染色，因此可作为首选原料。

# 什么样的睡觉

## 姿势益于睡眠

人的睡觉姿势千姿百态，有的仰面睡得直挺挺的，有的趴着，有的蜷着腿，有的像虾一样……但归纳起来，睡眠姿势不外乎仰卧、侧卧、俯卧三种。那么，什么样的姿势最正确呢？俗话说："立如松，坐如钟，卧如弓。"显然以略为弯曲的侧睡最好。

因为仰卧和俯卧时身体与两腿都只能固定在伸直位置，

一是难以变动，二是
腿伸直时肌肉处于紧
张状态，不能充分休
息。仰睡时两手很容
易自然地放在胸口
处，这样既容易压迫
心肺，影响其功能，

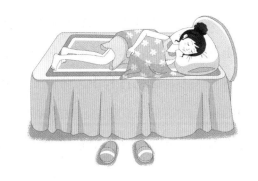

又容易做噩梦或梦见被人压着而惊醒。另外，仰卧时容易因
舌根下坠而出现打呼噜，甚至被憋醒。俯卧时胸腹部受压更甚，
口鼻也会被枕头捂住，为了避免捂住，头就会长时间地偏向
一边，往往造成颈肌扭伤，俗称"落枕"。而且俯卧时还压
迫了心肺，不利于呼吸和心脏泵血。此外，俯卧还有损面部
美容。

　　侧卧位时脊柱弯曲犹如一张弓，四肢可以放在较舒适的
位置，有利于全身肌肉的放松，胸部受压最小，也不易引起
打呼噜或呛咳。那么，是向右还是向左侧睡好呢？当然是向
右侧睡最好。因为心脏在胸腔的左侧，当右侧睡时，心脏位
置高，胸腔内受压最小，有利于减轻心脏负荷，使心排血量
增多，同时，胃通向十二指肠的开口位于左侧，右侧卧位有
利于食物从胃排入十二指肠，有助于食物的消化和吸收。故

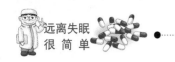

通常认为，一般人以右侧卧位为好。

事实上，人在睡眠过程中的姿势并不是固定不变的，不管采取什么卧姿，睡着了都要翻身，改变原来的睡姿。有人观察到，人在睡眠过程中，体位变动可达 10 ~ 50 次，睡眠中的辗转反侧实际上有助于改进睡眠效果，消除疲劳。因此，睡眠的姿势当以有利于入睡，睡得自然舒适为准。

# 怎样减少噪声
## 对睡眠的影响

噪声不仅损伤听觉器官，对神经系统、心血管系统等也有不良影响。研究表明，较强的噪声长时间作用，除可导致耳聋外，还可引起头晕、头痛、耳鸣、失眠、乏力、记忆力减退、血压波动及心律失常等症状。在脑力劳动时，嘈杂扰人的噪声会分散注意力、降低工作效率。强烈的噪声可引起鼓膜出血、神经错乱、休克甚至死亡。因此防治噪声污染，保护环境安静，对大脑的保护，预防疾病的发生有很重要的意义。

噪声也是影响睡眠的重要因素。生理学家发现，人在入睡的过程中各种感觉的丧失有一定的次序：视觉、触觉、痛觉、听觉。这就不难理解一只漏水的水龙头的滴水声、墙上钟表的嘀嗒声或一声声远方的狗叫声为什么会干扰睡眠。

除了汽车的噪声、室外杂音和施工的轰隆声外，身边睡着的人打鼾声、磨牙声、梦呓声等也可严重影响睡眠。五官科专家认为，超过70分贝的声音可导致觉醒，甚至使人无法入睡。因此，保持较安静的环境，对良好的睡眠是至关重要的。但并非所有的人都对周围的噪声特别敏感，其间存在显著的个体差异。如妇女或老人，很轻的声音，如口哨声就可将其惊醒，而有些人即使在带有巨大声响的飞机整夜掠过他们的居所也可安然睡眠，这表明除了环境干扰之外，尚与个人的觉醒阈值，即敏感度有密切关系。

一夜的睡眠有时睡得很深，有时睡得很浅，怎样叫深、怎样叫浅呢？比较科学的测定睡眠深度的方法是测定唤醒阈。其具体做法是：对睡眠者施加声响的刺激，观测使其醒转时所需要的最低刺激强度。睡得越浅，其唤醒阈越低，睡得越深，则其唤醒阈越高。根据一个人在一定时间内从睡眠中唤醒所需要的音量来决定唤醒阈的高低。据测试，大多数人在熟睡时的唤醒阈在50分贝左右，也有人更高或更低一

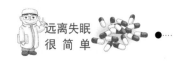

些。再如对一个母亲来说，小孩的哭声可能比雷声更容易唤醒她。

原则上应尽量避免高分贝声音对睡眠的干扰，倘无有效改善噪声的办法，则任何有助于阻碍引起失眠之声进入耳道的措施均可加以利用。譬如选用一副舒适的耳塞，加厚卧室的帷帐及地毯，用电扇或空调之音掩盖，播放令人心旷神怡的轻音乐或催眠曲掩盖烦心恼人的噪声，都有助于降低噪声对睡眠的侵害。

音乐疗法是夜不能寐者最好的选择之一。不是所有的音乐都能助眠，最好的是不带歌词的器乐曲。这里给大家推荐一些适合夜晚聆听的音乐：《平湖秋月》《二泉映月》《春江花月夜》《银河会》《春思》《烛影摇红》《出水莲》《梦幻曲》，德彪西的钢琴协奏曲《月光曲》，门德尔松的《仲夏夜之梦》，肖邦的《小夜曲》和《摇篮曲》，莫扎特的《小夜曲》，比才的《卡门间奏曲》。此外，也可选用中外抒情歌曲。

# 为什么**适宜的温度**
## 有利于睡眠

卧室内的温度过低或过高都会影响睡眠质量。由于人的体温在大脑的调节下是会变化的，如在吃了较多食物时，体温就会相应升高；在睡眠状态时，人体的温度会有所降低。室内的温度过高，人体就会产生燥热感，影响睡眠质量；但如果室内的温度过低，也同样影响睡眠。因为过低的温度会刺激神经使得身体发冷，不利于入睡。人在入睡时，机体内将会自动调降"体温设定值"，室温若符合机体生理变化的话，则可安然入睡。如果室内温度过低，则在快速眼动睡眠期，体温就可因急速下降而促使冷刺激唤起觉醒，室温过高也是如此。一般来说，适合睡眠的室温为 19 ~ 23℃。

夏日气温较高，如何才能睡得安稳，这其中大有学问。人体的温度是通过周身皮肤的散热，特别是通过手掌、脚底来调节的。虽然皮肤的温度不断变化，但人体腹部和胸部的皮肤温度几乎固定不变，以保持身体的恒温，所以即使是热得难以入睡的晚上，也常有不少人因腹部受凉而发生腹痛、腹泻等症状。因此，夏季天气再热也应把被单盖在胸腹部，

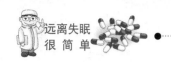
以免胸腹部受凉而生病。夏季睡觉应避免开着空调和电风扇，因为入睡后，人体的血液循环减慢，抵抗力减弱，如果整夜不停地开着电风扇或空调，极易受凉，引起感冒。

# 为什么光线**较暗**

## 有益于睡眠

照明度对于光敏感者来说至关重要，强烈的光线肯定会刺激眼帘，造成失眠。一般情况下，卧室的光线宜暗，强烈的灯光会使人睡得不安稳，使浅睡期延长。有些人尤其是儿童可能对黑暗产生恐惧，故开灯以壮胆，其实这是不利于睡眠健康的。

研究发现，任何人工光源都会产生一种微妙的光压力。会使人表现得躁动不安、情绪不宁，以致难于入眠。同时，长时间在灯光下睡觉，影响环境对睡眠的激活，致使睡眠时间缩短，睡眠深度变浅且易于惊醒。此外，开灯睡觉还会影响视力的正常发育。长期在灯光下睡觉，光线对眼睛的刺激会持续不断，眼睛睫状肌便不能得到充分的休息，极易造成视网膜的损害，影响视力。因此，即使要开灯睡觉，也应该尽可能将光线调得柔和或微弱，从而不影响睡眠。

如果由于他人而无法在睡眠时降低光亮，则可试用眼罩，就像在飞机上那样入睡。当然，室外的强光射入卧室也会干扰睡眠，因而要选择理想的窗帘。窗帘的质地以绒、棉、麻为佳，质地好的窗帘可以减少10%～20%的外界光线。一般来说，越厚的窗帘遮光效果越好，到了冬季，窗帘还需要考虑保暖问题，绒布窗帘面料厚重，保暖性较好。

# 为什么运动是改善睡眠的有效措施

运动和睡眠关系密切。当身体新陈代谢水平低下时，人容易进入睡眠状态。运动时身体的代谢速度加快，停止运动6小时后，身体代谢水平就会降下来。因此，运动之后能睡好觉。实践证明，适当的运动可有效改善睡眠状态；在失眠患者的综合治疗中，运动往往是医生建议采用的一项有效措施。

生命在于运动。古人为了祛病延年发明了易筋经、八段锦、五禽戏、太极拳等运动。而如今许多长寿老人的健康之道仍是坚持运动锻炼。

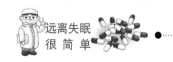
运动和睡眠有密切的关系。运动锻炼时，来自肌肉和关节神经感受器的冲动传到中枢神经系统，可刺激神经系统的活动。运动能调节大脑皮质的功能，缓和紧张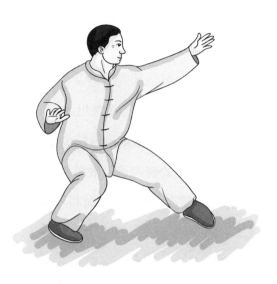的情绪，改善睡眠，减轻失眠患者头痛头晕、心烦急躁等症状。近年来神经心理学家通过实验证明，肌肉紧张与人的情绪状态有密切关系，不愉快的情绪通常和骨骼肌肉及内脏肌肉收缩的现象同时产生，而运动能使肌肉在一张一弛的条件下逐渐放松，有利于解除肌肉的紧张状态，从而减少不良情绪的发生。

运动锻炼可使人产生愉悦和镇定感；可消除疲劳，使人心情舒畅，具有娱乐性，同时还可增强体质，使人产生成就感。适当的运动锻炼能改变失眠患者的精神面貌，解除神经、精神疲劳，消除焦虑、易怒、紧张等情绪，使人保持良好的情绪，削弱心理因素对失眠的影响，有助于改善睡眠，消除头晕头痛、心烦急躁、心悸健忘等症状。

所以在失眠的治疗中，运动往往是首选的有效措施。对于失眠患者来说，宜选择健身性锻炼项目和放松性锻炼项目，不宜参加强度过大、时间过长的剧烈运动。较常用的运动方法有散步、慢跑、跳绳、打太极拳、做保健体操等，失眠患者可根据个人的爱好和体力情况进行选择。

# 失眠者怎样选择运动时间

人体研究表明：每天 8～12 时和 14～17 时，是肌肉速度、力量及耐力等人体功能处于相对最佳状态的时间段，人的感觉最灵敏，协调能力、体力的发挥和身体的适应能力最强，并且这时心率及血压上升最平稳，这时锻炼对身体健康最有利。

对于失眠患者来说，可选择 14～17 时来运动，黄昏前的运动对改善睡眠质量效果更佳。运动不仅会使肌肉疲倦，也会升高体温。当体温开始下降时，有助于诱发睡意。运动本身也有助于诱发沉睡，这是失眠者最渴望的。但注意不要在睡前运动，以免身体兴奋反而难以及时入睡。

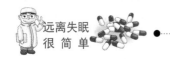

# 为什么运动要**适度**

任何事情都要讲究一个"度"，运动更是如此。适度的运动有益人体健康，而超过了这个度，则是过犹不及，竞技体育中许多猝死案例足以说明这一点。那么如何掌握这个度呢？在实际运动中，可通过控制运动时间和运动强度来掌握。一般运动时间可限定在半小时到一小时，或根据个人的具体情况来定。运动的强度可借助以下两种方法来自行测定和控制。

### ➡ 自觉用力评分法

凡是运动，随着活动强度的加大，人的感觉会从"很轻松"和"比较轻松"到"有点累"和"比较累"，进而达到"很累"。运动中感到"有点累"的强度实际上已经达到了有氧运动强度的要求。这在科学上称为自觉用力评分法，也是人人可以掌握的一种锻炼方法。

### ➡ 谈话试验法

在运动时如果上气不接下气，说明你的运动强度过大。

你在运动时必须感到"有点累"，同时又能够和身旁的同伴讲几句话，说明运动强度适宜。

# 运动疗法需要
## 注意哪些 细 节

对于上班族来说，空闲时间较少，每天进行运动时，可以灵活掌握，不必刻意固定时间，但一定要有恒心，坚持不懈。运动时要选择氧气充足、空气清新的地方。运动前一定要热身，活动一下四肢，逐渐进入运动状态。由于运动中出汗会大量损耗体内液体，从而使力量、速度、耐力及心脏的输出能力都有所减弱，故在运动前 1～2 小时、运动中及运动后都要适量饮水，不要到口渴时才喝水。进行户外运动时，尤其要注意气候的变化，随身携带衣物及时增减，避免受凉感冒。

另外，条件允许时，可根据运动的项目来选择合适的背景音乐来陪伴你进行运动。美国马里兰州立大学的一项课题研究表明，音乐是运动过程中最有力的驱动工具。在运动过

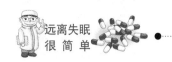
程中如果有音乐伴奏，会增加运动的频度，延长每次运动的时间，并加大运动的强度。此外，听音乐的同时还可体会运动过程中自我陶醉的乐趣，获得更好的运动效果。这是因为美妙的旋律会一直萦绕在脑海中，驱动身体舞动，随着完美的节拍，达到最理想的效果。

# 为什么说散步适合
## 大多数失眠患者

张某业余时间有个爱好，就是打字，经常在夜深人静时把键盘敲得噼啪响。本来觉就少，谁知久而久之还患上了失眠。每天睡觉前不吃安定就睡不着，一开始每天晚上吃2片，后来3片，再后来4片，有时候4片也不管用。

一天，张某去医院拿药时遇到一位医生，教了他一个治疗失眠的妙招——散步。每天晚饭后坚持走1小时左右，睡前再用温水泡脚15分钟，每月减去一片药，争取半年内戒掉安定！听了医生的话，回家后他便与老伴结伴，每天按时散步，除了恶劣天气暂停外，其他时间都一天不落，而且每次散步后身上都是汗涔涔的，洗个温水澡，泡泡脚，看一会儿电视，然后上床便睡着了。后来才知道，运动是健身之王，步行是运动之王。这不，他现在已经不用安眠药了。

这是因为，睡前散步之后，由于肌肉小量活动，血流通畅，而且脑内血流因为流向肌肉而相对减少一些，易于入睡。同时在散步的过程中，精神也放松了，许多心理上压力较大的事想得也少了，因此就更能帮助睡眠。

# 打太极也能帮助睡眠吗

中医认为，练太极拳能加强肾的藏精、保精功能，并能调节内分泌系统。因此，通过练太极拳，不仅能改善阳痿、遗精、腰腿酸软，也能改善体虚肾亏引起的失眠、多梦等症状，可明显改善睡眠质量。

在练太极拳时，练习者

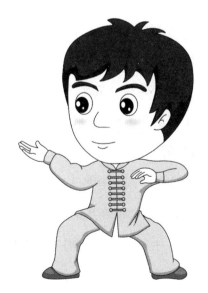

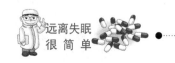
要保持思想集中，动作柔和、缓慢、连贯，全神贯注，意守丹田，不存杂念。在意识支配下，人的思想始终集中于动作，排除了大脑其他思绪的干扰，专注于指挥全身器官系统功能变化和协调动作，使神经系统自我意念控制的能力得到提高，迅速正确地传导和接受各器官系统变化动作的信息。睡前打一段太极拳，既能有效地改善睡眠，又能防治多种疾病，是中老年人养生保健的上乘方法。

# 哪些食物可以帮助入眠

有些食物具有"催眠"功效，经常在睡前食用可改善睡眠。

小米粥：睡眠不好的人，晚餐可以吃小米粥。小米含有丰富的色氨酸，色氨酸能促进大脑细胞分泌出一种使人昏昏欲睡的神经递质——5-羟色胺，它使人的大脑活动受到暂时的抑制，因此容易入睡。经常失眠的人，可用小米30克，加5克半夏，每晚煮粥食用。

牛奶：睡觉前喝一杯温牛奶。牛奶中有一种能够促进睡眠血清素合成的原料L-色氨酸，由于它的作用，喝一杯牛奶后可产生具有调节作用的肽类，其中有数种"类鸦片肽"。这些物质可以和中枢神经或末梢神经的鸦片肽受体结合，发挥类似鸦片的麻醉作用，使全身产生舒适感，有利于入睡。

蜂蜜：纠正失眠的作用很明显，睡前可喝一杯蜂蜜水。

大枣：具有安眠的功效。晚饭后用大枣煎水服用，也能加快入睡。

饮食不当可导致失眠。如含咖啡因的食物会刺激神经系统，且有利尿作用，是导致失眠的常见原因。晚餐吃辛辣、油腻的食物也会影响睡眠。晚餐吃豆类、大白菜、洋葱、玉米、香蕉等，有时也会妨碍正常睡眠。此外，饮酒虽然能让人很快入睡，但只能停留在浅睡期，醒来后仍会觉得疲劳。

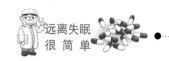

# 催眠的食物有哪些

→ 食醋

有些人长途旅
行后，劳累过度，
夜难安睡，可用一
汤匙食醋兑入温开
水中慢服。饮后静
心闭目，不久便会
入睡。

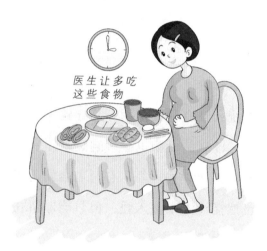

医生让多吃
这些食物

→ 鲜藕

藕中含有大量的碳水化合物及丰富的钙、磷、铁和多
种维生素，具有清热、养血、除烦等功效，可治血虚失眠。
食法：取鲜藕以小火煨烂，切片后加适量蜂蜜，可随意食用，
有安神助眠之功效。

→ 水果

过度疲劳而失眠的人，临睡前吃苹果、香蕉等水果，可抗肌肉疲劳；若把橘橙一类的水果放在枕边，其香味也能促进睡眠。

→ 葵花子

葵花子富含蛋白质、糖类、多种维生素、多种氨基酸及不饱和脂肪酸等，具有平肝、养血、降低血压和胆固醇等功效。每晚吃一把葵花子，有很好的安眠功效。

→ 莲子

莲子清香可口，具有补心益脾、养血安神等功效。近年来，生物学家经过试验证实，莲子中含有的莲子碱、芳香苷等成分有镇静作用；食用后可促进胰腺分泌胰岛素，进而可增加5-羟色胺的供给量，故能使人入睡。每晚睡前服用糖水煮莲子会有很好的助眠作用。

→ 莴笋

莴笋中有一种乳白色浆液，具有安神镇静作用，且没有

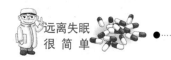
毒性，最适宜神经衰弱的失眠者。使用时，把莴笋带皮切片煮熟喝汤，特别是睡前服用，更具有助眠功效。

# 食物的"四气"
# "五味"是指什么

根据中医学的理论，每一种食物均有其"四气""五味"，食用后均可作用于相关脏腑，产生一定的保健治疗作用。

## 四气

即寒、热、温、凉四种性质。食物的寒热属性是从食物作用于机体所发生的反应中概括出来的，一般而言，有清热泻火、解毒和平肝安神等作用，或能抑制、损害人体阳气（如脾胃的阳气、心肾的阳气）的食物，其性质是寒凉的，如西瓜、苦瓜、萝卜、梨子、紫菜、蚌、蛤等。反之，有温中散寒、助阳补火和益气等作用，或能助热燥火、损耗人体阴液（如胃阴、肝阴、肺阴）的食物是温热的，如姜、葱、韭、蒜、辣椒、羊肉等。食物中过于寒凉或温热的较少。一些食物寒热性质很不明显，可称为平性。

→ 五味

即酸、苦、甘、辛、咸五种不同的味道。它既是中药学的提纲理论，也是解释、归纳食物效用和食疗方选用的重要依据。汉代"医圣"张仲景曾经说过，所食之味，有与病相宜者，有于身为害者，若得宜则益体，害则成疾。

（1）酸味：酸入肝，酸涩之味的食物有收敛、固涩的作用，可用于治疗出虚汗、泄泻、小便频多、滑精、咳嗽经久不止及各种出血病证。但酸味固涩容易敛邪，如感冒出汗、急性肠炎泄泻、咳嗽初起，均当慎食。常用的属于酸味的食物有醋、番茄、马齿苋、橘子、橄榄、杏、枇杷、山楂、石榴、乌梅、荔枝、葡萄等。

（2）苦味：苦入心，苦味食物有清热、泻火、燥湿、解毒的作用，可用于治疗热证、湿证。苦寒易败胃，脾胃虚弱者宜慎用。常用的属于苦味的食物有苦瓜、苦丁茶、杏仁、百合、白果、桃仁等。

（3）甘味：甘入脾，甘味食物有补益、和中、缓急、止痛的作用，可用于治疗气虚证。但过食甘味亦可令人中满。食物中属甘的较多，如莲藕、茄子、胡萝卜、笋、土

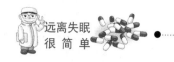
豆、芹菜、菠菜、荠菜、黄花菜、南瓜、芋头、白菜、栗子、甜杏仁、葡萄、大枣、饴糖、小麦及各种豆类、谷类、鱼类、肉类等都属甘。

（4）辛味：辛入肺，辛味食物有发散、行气、行血等作用，可用于治疗感冒表证及寒凝疼痛病证。同时辛味食物大多发散，易伤津液，食用时要防止过量。常见的辛味食物有生姜、大蒜、韭菜、葱等。

（5）咸味：咸入肾，咸味食物有软坚、散结、泻下、补益阴血的作用。常用的咸味食物有盐、紫菜、海带、海蜇、海参等。

# 饮食治疗失眠的
## 原则是什么

→ 因人制宜

（1）根据年龄：不同的年龄有不同的生理特征，食疗应根据年龄特征配制膳食。儿童生长快速，代谢旺盛，但稚阴稚阳，易伤食罹胃，故饮食应健脾消食，选食山药粥、蜜钱山楂等，慎食温热峻补食物。老年人脏腑功能减退，气血既衰，宜食温热熟食物、易消化而性温滋补之品，忌食黏硬生冷食物。

（2）根据性别：男女生理各有特点，尤其女性有经带胎产，屡伤于血，故常血偏不足而气偏有余，平时应食以补血为主的膳食。经期、孕期宜多食养血补肾食物，产后应考虑气血亏虚及乳汁不足等，宜选食益气血、通乳汁的食物，如归参炖母鸡、炖猪蹄等。

（3）根据体质：体质偏寒的人宜食温热性食物，如姜、葱、蒜、桂圆肉、羊肉等，少食生冷偏寒食物；体质偏热的人宜食寒凉性食物，如绿豆、西瓜、芹菜、梨等，少食辛燥温热食物。体胖之人多痰湿，宜吃清淡化痰的食物。为能饱腹，可多吃些纤维素较多的蔬菜，如芹菜、韭菜、竹笋等。体瘦的人多火，宜吃滋阴生津的食物，若脾胃功能欠佳者，可常吃山药莲子粥等。健康之人阴平阳秘，气血调和，饮食起居正常。男性宜多滋补肝肾，女性常宜调补气血。

（4）根据病情：病情常有寒、热、虚、实的不同，根据不同的情况，选择相应的食物，寒者热之，热者寒之，虚者补之，实者泻之。如寒凉疾病可服姜、酒、羊肉等以温之；燥热疾病可服荸荠、生梨、生藕、香蕉、芹菜、西瓜等以凉之；

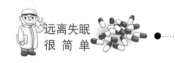
实者不通性疾病可服麦芽、山楂、鸡内金、陈皮等以通泻之；气血虚衰性疾病可服当归、人参等以补益之。

→ 因时制宜

"四时阴阳者，万物之根本也"，四时气候的变化，对人体的生理功能、病理变化均产生一定的影响。故食疗应注意气候特点。中医学中有"春夏养阳，秋冬养阴"之养生准则。

→ 因地制宜

俗语说："一方水土养一方人。"地域不同，人的生理活动、饮食特点和病变特点也不尽相同，所以食疗应根据不同的地域配制膳食。如东南沿海地区，气候温暖潮湿，居民易感湿热，宜食清淡除湿的食物；西北高原地区，气候寒冷干燥，居民易受寒伤燥，宜食温阳散寒或生津润燥的食物。

# 常见的食物有哪些功效

→ 主食类

大米：甘，平，健身养胃，止渴，除烦。

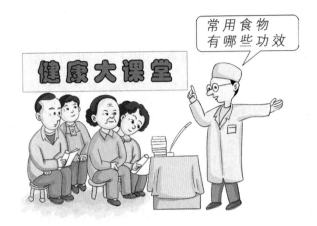

糯米：又名江米、元米。甘，微温，暖脾胃，补中益气，缩小便。

小麦：甘，凉，养心除烦，利尿止渴。

玉米：甘，平，调中和胃，降浊利尿。

→ 豆类及油类

花生：甘，平，润肺止咳，和胃，利尿，止血，催乳。

花生油：甘，平，滑肠下积。

黄豆：甘，平，健脾益气，补养气血。

麻油：又称胡麻油、芝麻油、香油。甘，凉，润燥滑利通便，解毒生肌。

豌豆：甘，平，益气和中，解疮毒，利小便。

赤豆：甘、酸，平，除热毒，散恶血，消胀满，利小

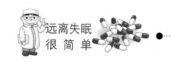
便，通乳。

蚕豆：甘，平，健脾胃，和脏腑，止血，解毒。

绿豆：甘，凉，清热解毒，除烦消暑，生津止渴，利水消肿。

### → 蔬菜类

葱：辛，温，发表解肌，利肺通阳，温暖脾胃。

生姜：辛，微温，发汗解表，温中止呕，健胃进食，解毒祛痰。

大蒜：辛，温，抗菌，消炎，解毒，健胃，温阳散寒，活血散痈。

辣椒：辛，热，温中散寒，开胃除湿。

白菜：甘，凉，清热除烦，解渴利尿，通利肠胃。

萝卜：辛、甘，凉，消食顺气，醒酒化痰，润肺止渴，解毒，散瘀，利尿。

芹菜：甘，凉，平肝清热，祛风利湿。

菠菜：甘，凉，敛阴润燥，调中养血。

韭菜：辛，温，温中下气，行血除湿，补肾壮阳。

冬瓜：甘、淡，凉，清热解毒，养胃生津，止渴利尿，减肥健美。

莲藕：甘、涩，寒，生者清热生津，凉血散瘀止血，熟者健脾开胃，补血止泻固精。

→ 肉类

猪肉：甘、咸，平，补益气血，养阴润燥。

牛肉：甘，平，补脾胃，养五脏，益气血，强筋骨，利水湿。

羊肉：甘，温，暖中补虚，益气开胃，强身健体。

鸡肉：甘，温，补血，养五脏，强筋骨，润肌肤，填精髓。

鸭肉：甘，微寒，滋阴补虚，养血健身。

→ 水产类

鲫鱼：甘，平，补益气血，除湿利水。

青鱼：甘，平，益气力，滋阴平肝，逐水除湿。

鲤鱼：甘，平，利水消肿，下气通乳。

虾：甘、咸，温，补肾壮阳，强腰膝，下乳汁，益气血，开胃化痰。

蟹：咸，寒，清热解毒，舒筋活络，益气养血。

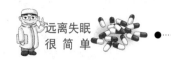
→ 水果类

木瓜：甘、酸，性温，平肝和胃，舒筋祛湿，消水肿，除胀满，强筋骨。

西瓜：甘，凉，生津止渴，清热祛暑。

草莓：甘，平，生津止渴，止腹泻，健脾润肺。

猕猴桃：甘、酸，寒，解热止渴，利尿通便，有"百果之王"之称。

橘：甘、酸，凉，专入肺、胃经，疏肝理气，开胃润肺，生津润燥，止渴止呕，除烦解酒。

梨：甘、微酸，凉，生津止渴，清热化痰、止咳，除烦通便。

苹果：甘、微酸，凉，生津清热，健脾开胃，助消化。

枣：甘、平，温，补中益气，养血安神。

杏：甘、酸，平，生津润肺，理气止咳，健脾开胃。

桃：甘、酸，温，生津除热，活血消积，养肝润肠。

柿子：甘、涩，寒，清热止渴，润心肺，开胃消痰，涩肠止血。

樱桃：甘、辛，平，补中健脾，除热止泻。

荔枝：甘、酸，温，补气血，填精髓，止烦渴，益颜色。

# 失眠患者饮食禁忌有哪些

各种食物都有不同的性质，并不是所有食物都有利于睡眠，下列食品失眠患者要禁忌。

（1）茶叶：有清头目、提神益思的作用，《汤液本草》中说它"治多睡不醒"。现代医学也证实，茶叶能兴奋神经系统，影响睡眠，加重失眠，故凡患有失眠症者，日常要避免饮茶。

（2）咖啡：性温，味甘苦，有强心兴奋，提神醒脑之功。咖啡中所含的咖啡因，能刺激中枢神经系统，加重失眠症。故凡失眠患者，切勿多饮咖啡，尤其是在临睡前，更不可饮。

（3）酒：同茶叶、咖啡一样，都能提神醒脑，其辛辣之性能刺激中枢神经系统兴奋，加重失眠症。

（4）烟草：其主要成分是烟碱，烟碱对大脑和自主神经系统都有很强的刺激作用和较强的兴奋作用。失眠患者吸烟只会加重症状。

（5）睡前忌食的食物：

①高蛋白食物。高蛋白食物如鱼肉、鸡鸭等睡前不宜多

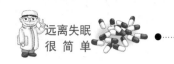
吃，因为这些食物不易消化，睡前食用会加重胃肠的负担，影响睡眠。但是在睡前适量喝些牛奶却可以帮助睡眠。

②含酪胺的食物。糖、乳酪、巧克力、腊肠、火腿、热狗、茄子、马铃薯、菠菜、番茄等常见食物都富含酪胺，它会刺激肾上腺素的分泌，使大脑兴奋而难以入眠，因此应避免在睡前食用此类食物。

③刺激性食物。凡失眠患者，在临睡前还应忌吃辣椒、大葱、胡椒、桂皮、芥末、肉桂、槟榔、萝卜子等辛辣刺激性食物。这些食品性多燥热，容易使人兴奋，或易产气，影响睡眠。

# 失眠患者晚餐吃什么

（1）选择容易消化的流质、半流质饮食，如面片汤、清鸡汤、龙须面、小馄饨、菜泥粥、肉松粥、肝泥粥、蛋花粥、菜汤、牛奶、蛋汤、蛋羹等。

（2）饮食宜清淡少油腻，既满足营养的需要，又能增进食欲。可选择白米粥、小米粥、小豆粥，配合甜酱菜、大头菜、榨菜或豆腐乳等小菜，以清淡、爽口为宜。

（3）饮食宜少量多餐，减轻脾胃的负担。

（4）食用含有膳食纤维的食物，如菠菜、苹果、香蕉等，以促进排便。

# 促进睡眠的食物有哪些

富含色氨酸的食物能促进睡眠。

（1）睡前吃香蕉、无花果、枣椰果、牛奶、酸乳、全麦饼干、核桃酱、葡萄及一些富含维生素的水果均能帮助睡眠。

（2）在睡前适量喝些牛奶可以改善失眠。牛奶对改善失眠有很好的功效。其原因之一是因为它富含钙质，而缺钙对睡眠的影

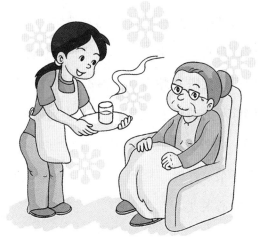

响很大。钙是预防应激反应的重要营养成分，钙与体内神

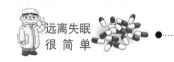
经的传导有关，它作为神经系统的刺激传导物质，可使脑和神经协调工作。钙可预防应激反应引起的失眠，也可改善其他原因引起的失眠。另一个原因是牛奶中的酪蛋白具有改善失眠的功效。酪蛋白进入人体后会变成5-羟色胺。5-羟色胺能调节睡眠节律，是持续睡眠所必需的物质。老年人由于脑中5-羟色胺的减少，会发生睡眠障碍。因此，喝牛奶对改善失眠帮助很大。为消除失眠，最好在就寝前3小时喝一杯牛奶（200毫升），因为牛奶的消化需要一段时间。

（3）平时可多吃维生素含量丰富的新鲜蔬菜和水果，如番茄、苹果、葡萄、枣、草莓、甜菜、橘子、西瓜、凤梨。蔬菜、水果能促进食欲，帮助消化，补充大量人体需要的维生素和各种微量元素。维生素C参与色氨酸转变为5-羟色胺的过程，维生素D是人体钙磷代谢的重要调节物质，主要作用是促进肠黏膜对于钙磷的吸收。研究表明，当人心情抑郁低落的时候食用甜食，可起到安神宁心、消除烦闷的作用。此外，失眠患者还宜多吃些小麦、海松子、葵花子、水芹菜、蛙肉、糯米、海带、海蜇以及谷类、豆类、奶类、动物心脏类、鱼类等。

# 不同**病症**的失眠

## 怎样选择食物

→ 偏于气虚者

心脾虚弱导致失眠的患者，宜食用具有补脾益气、养血安神的食品，如粳米、籼米、薏米、熟藕、山药、扁豆、豇豆、牛肉、鸡肉、兔肉、牛肚、猪心、葡萄、海参、胡萝卜、马铃薯、香菇等。

→ 偏于血虚者

宜多食用含铁丰富的食物，以及一些具有补血功能的食品，如大枣、龙眼肉、葡萄等。大枣被称为"维生素C丸"，能补脾益气、养血安神。大枣有黑枣、南枣、红枣、蜜枣之分，其中黑枣、南枣养血补中作用较强。红枣性温，补养力较薄；蜜枣味清长而厚爽，滋润解毒较好。心脾两虚失眠之人宜服食黑枣、南枣。

龙眼肉（又名桂圆），甘温，能开胃益脾、补心长智、

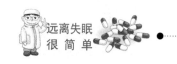
安神养血，适宜心脾两虚失眠者食用。民间常以龙眼肉煎水喝，也可与大枣、银耳、莲子一同炖服。

葡萄又称草龙珠，性平，味甘酸，适合心脾两虚、气血不足、心神失养的失眠者。此外，常吃葡萄对神经衰弱或过度疲劳者均有益。

另外，失眠之人还可食用猪心，心虚不寐吃猪心，有养心安神的效果。《证治要诀》中记载治疗"心虚失眠"方：猪心一个，带血破开，用人参、当归各二两，装入猪心煮熟，去二味药，只吃猪心。对人体具有较强补益作用的还有海参，海参性温，味咸，能补肾、益精、养血。《现代实用中药》说它"为滋养品，治神经衰弱"。凡心血不足、心脾两虚的失眠症患者宜食之。

### → 偏于阳虚者

宜吃下列食物：芝麻、粟米、豇豆、桑葚、芡实、栗子、海参、虾子、牛骨髓、羊骨、猪肾、干贝、鲈鱼、龟肉、鸽肉、猪肉、甲鱼、蛤蚧、莲子、松子、荠菜、韭菜、蜂王浆、灵芝、燕窝、阿胶。另外可以用紫河车、地黄、锁阳、肉苁蓉、枸杞子、冬虫夏草、何首乌等炖肉，如猪瘦肉、鸡肉或鸭肉等，成为补益食品，对人体更为有益。

→ 偏于阴虚者

日常可多食用一些滋阴食品，如银耳、金针菜、莲子、酸枣仁、灵芝等。

银耳有滋阴生津、益气和血、补脑润肺作用，适宜阴虚火旺失眠者服食。民间多用银耳与百合、冰糖一同炖食或煎服。金针菜能除烦热、安心神。

蜂蜜能益气补中，滋阴润肠，是老幼皆宜的滋补佳品。研究显示，临睡前饮一杯蜂蜜水，能有效改善失眠症状。另外，蜂王浆中含有多种氨基酸、维生素、微量元素及激素等，对人体的生理功能具有明显的调节作用，它能滋补身体、增强食欲、镇静安神，服用蜂王浆后大脑功能明显改善，失眠之人宜常服用。

第三章

# 药物治疗失眠

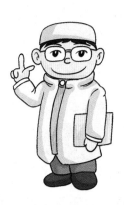

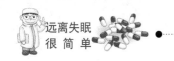

# 第一代镇静安眠药物有哪些

药物是治疗失眠的主要手段之一。凡能快速诱导睡眠、延长总睡眠时间及深度睡眠过程的药物，均有助于治疗失眠。科学有效地使用安眠药是医生和患者共同关心的问题，其使用应根据失眠原因、分型、种类、年龄、人群的不同，以及所用药物的品种、剂量、疗程、效果、不良反应、适应证、禁忌证的不同而严格选择，不可随意购买或长期滥用。

第一代镇静安眠药物包括巴比妥类、水合氯醛、三溴合剂和羟嗪（安泰乐）等。巴比妥类早在1864年已人工合成（巴比妥酸），但到

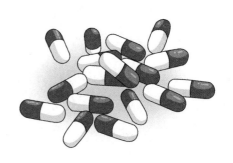

1903年才发现它具有镇静作用，并认识到巴比妥酸衍生物的药理作用。它们的治疗指数较低，容易产生耐受性和依赖性、药物之间相互影响比较大、中等剂量即可抑制呼吸。羟嗪对有自主神经功能紊乱的患者较适合；水合氯醛因药物之间的

相互作用少，广泛用于药物临床试验中对不合作者进行某些特殊检查时的快速催眠；苯巴比妥可对苯二氮䓬类与其他安眠药进行替代与递减治疗，也可用于儿童梦游症、睡惊症和梦魇等疾病，或者用于拮抗麻黄碱、苯丙胺、氢茶碱等药物的中枢兴奋不良反应。

# 第二代镇静安眠药物有哪些

第二代镇静安眠药物主要是指苯二氮䓬类镇静安眠药。

本类药物是临床上最常用的一种镇静、催眠和抗焦虑药。其中地西泮（安定）曾经是临床上使用频率最高的药物。氯氮䓬（利眠宁）是这类药中最先被合成者。后在瑞士拉罗切（LaRochey）药厂药理部动物实验室发现此类药物的精神活性；再后不久，第二个药物地西泮问世。

本类药物中前期开发的有甲喹酮、甲丙氨酯、氯氮䓬、地西泮；后期开发的有三唑仑、咪达唑仑、氟西泮、硝西泮、艾司唑仑、阿普唑仑、劳拉西泮等。它们的特点是治疗指数高、对内脏毒性低和使用安全。到目前为止，仍是治疗失眠最常用的药物。

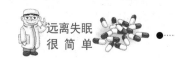
苯二氮䓬类药能迅速诱导患者入睡，减少夜间觉醒次数，延长睡眠时间和提高睡眠质量。但也改变了通常的睡眠模式，使浅睡眠延长、快速眼动睡眠持续时间缩短、首次快速眼动睡眠出现时间延迟，做梦减少或消失。

苯二氮䓬类药物各有特点。如三唑仑吸收快，起效快，无蓄积，无后遗效应，是较理想的安眠药物。但缺点是半衰期短，用药后易产生清晨失眠和白天焦虑，这可能被误认为是剂量不足，而不断加量反而容易形成依赖性，导致停药后的反跳性失眠和焦虑更严重。氟西泮的半衰期较长，很少发生清晨失眠与白天焦虑。由于其主要代谢产物有活性，且活性代谢产物半衰期长达 47 ~ 100 小时，故易蓄积。

# 第三代镇静安眠药物有哪些

第三代镇静安眠药物指非苯二氮䓬类药物，主要包括唑吡坦、佐匹克隆、扎来普隆。

一般来讲，所有的镇静安眠药对中枢神经系统都有抑制作用，会产生依赖性、戒断症状和宿醉现象。20 世纪 80 年代后期，人们开发了新一代非苯二氮䓬类安眠药。佐匹克隆是首先面市的此类药物。其次是唑吡坦，它是由法国

Sythelabo 公司研制开发，1988 年在法国上市，商品名 Stilnox（中文译为舒睡晨爽）。

唑吡坦能显著缩短入睡时间，同时能减少夜间觉醒次数，增加总睡眠时间，改善睡眠质量，次晨无明显后遗作用。极少产生"宿醉"现象，也不影响次晨的精神活动和动作的机敏度。久服无成瘾性，停药后很少产生反跳性失眠，重复应用极少蓄积，使用较为安全。因此上市后得到广泛认同，已成为治疗失眠症的标准药物，有逐步取代苯二氮䓬类药物的趋势。我国于 1995 年开始进口唑吡坦。

第三代镇静安眠药物口服吸收良好，半小时达血液浓度高峰，药物代谢快，半衰期为 3 ~ 6 小时，经肾脏代谢。本类药物治疗指数高，安全性高。基本不改变正常的生理睡眠结构，不易产生耐受性、依赖性。不良反应与患者的个体敏感性有关，主要为思睡、头晕、口苦、恶心和健忘等。

# 失眠为什么一定要明确病因

除特发性失眠与某些长期失眠外，失眠仅是一种症状而非病因。因此，首先要认真分析发生失眠的原因，针对病因采取适当措施，可能不需要使用安眠药即可恢复正常睡眠。

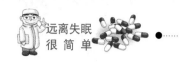

如因环境因素改变导致失眠者，在消除有关因素之后，失眠即可自愈；因服用中枢兴奋剂（如咖啡因、茶、烟）而失眠者，应停止服用；如因疼痛或剧烈的咳嗽引起失眠者，采用镇痛剂和镇咳药等。总之，针对失眠原因采取相应措施，比单纯使用安眠药有更多的益处。

# 治疗失眠前为什么要了解用药史

有些患者在本次就诊前可能已经有过治疗经历，医生在治疗前要完整准确地了解既往用药的全过程。如曾用过哪一种安眠药、剂量多大、用了多长时间、效果如何、是否出现药物过敏反应以及不良反应程度、停药或换药的原因等，这些信息可以为更好地选择药物提供依据。

有些患者用药的心理状态不同也会影响治疗效果，如担心用药会产生依赖性而拒绝服药，对这种患者给予作用较弱的药物或小剂量作用较强的药物，加以心理支持，即可奏效。有些患者依赖于药物，如果没有安眠药就恐惧不安，对这些患者甚至给予安慰剂就能产生良好效应。对有自杀倾向的患者要给予相对安全的药物，必要时合并抗抑郁药或由精神科医生处理。一次处方的药量不宜过多，以防发生意外。

# 怎样根据失眠的
## 症状**选 择**用药

（1）苯二氮䓬类：口服吸收良好，经肝脏代谢。作用机制与氨基丁酸（GABA）抑制性神经递质有关，能迅速降低觉醒，诱导入睡，延长睡眠时间及提高睡眠质量。苯二氮䓬类根据药效的长短分为：

①超短效：如咪达唑仑、三唑仑等，这类药作用快，对入睡困难有效。

②短效：如替马西泮、奥沙西泮、阿普唑仑等，对预防易醒有效。

③中效：如劳拉西泮、硝西泮等。

④长效：如艾司唑仑、氟西泮、地西泮，其中的地西泮就是我们通常所说的安定。长效药物易发生蓄积。

应该注意的是，苯二氮䓬类药物均有依赖性，很容易成瘾。还应注意三唑仑虽然起效快，无蓄积和后遗效应，但是

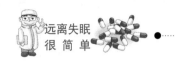
容易产生早醒和白天焦虑，可能误认为剂量不足，不断加量而形成依赖，导致停药后反跳性失眠和焦虑加重。

（2）非苯二氮䓬类：包括唑吡坦、佐匹克隆和扎来普隆。唑吡坦，小剂量可缩短入睡时间，延长睡眠时间，不影响睡眠结构；较大剂量使非快速眼动睡眠第Ⅱ、Ⅲ、Ⅳ期延长，快速眼动睡眠期缩短，不引起肌肉松弛。并且吸收迅速，不蓄积，后遗作用少，对白天影响轻微。

（3）巴比妥类：催眠作用呈剂量相关性。由于易产生耐药性和依赖性，中等剂量抑制呼吸，目前很少用于治疗失眠。

# 不同的失眠类型
## 如何选择药物

（1）入睡困难：选用诱导入睡作用快速的药物，唑吡坦的疗效较好，其他如三唑仑、咪达唑仑、扎来普隆、佐匹克隆和水合氯醛等。

（2）夜间易醒：选择能延长非快速眼动睡眠第Ⅲ、Ⅳ期和快速眼动睡眠期药物，上半夜易醒者选择短效药物，如咪达唑仑、三唑仑和阿普唑仑等，下半夜易醒者选择中或长效药物，如艾司唑仑、硝西泮和氟西泮等。

（3）早醒：见于抑郁症患者，在治疗原发病的同时可选用长或中效镇静安眠药，如地西泮、艾司唑仑、硝西泮和氯硝西泮等。

# 应用镇静安眠药的

# 基本原则有哪些

（1）确定失眠原因，掌握药品适应证和禁忌证。例如，安眠药可导致睡眠中低氧血症，阻塞性睡眠呼吸暂停综合征患者禁用，儿童慎用，哺乳期妇女及孕妇忌用。

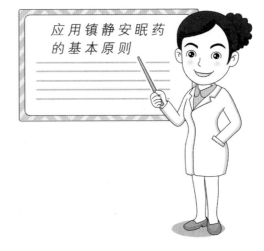

应用镇静安眠药的基本原则

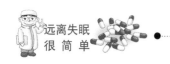
（2）用药剂量要个体化，应该根据患者的睡眠需求用药，只在出现失眠的夜晚用药。

（3）注意不良反应，尤其是肝肾功能减退患者。因为大多数安眠药在体内主要是经过肝脏、肾脏代谢，长期服安眠药不仅无助于睡眠，还会增加肝肾负担，出现肝肾功能损害。

（4）了解患者用药史有助于正确选择药物，注意长效药物对从事机械、驾车人员的潜在风险。

（5）由于安眠药对肌肉的松弛作用起效较快，服药后应立即上床睡觉。

（6）及时评估疗效，以免产生依赖性与耐受性。像巴比妥类药物应尽量避免使用，因为它有成瘾性，过量时会有危险。如果你使用此类药物，请尽量只服用 1 ~ 2 天。苯二氮䓬类药物如三唑仑及安定的安全性虽然比巴比妥类药物高，但它也有依赖性，长期使用会产生耐药性，不仅对失眠无效，甚至还会加重失眠。这些药物都应该避免与中枢抑制剂合用。唑拉西泮是一种治疗失眠的新药，比苯二氮䓬类药物成瘾性要小一些。

（7）警惕抑郁症患者自杀危险。因为这些镇静安眠药对于患有抑郁症的人来说无疑是雪上加霜。

# 如何选择非处方药

非处方药，是相对于处方药的一个名称，是不用医师诊断和开写处方，消费者依据自己所掌握的医药知识，并借助阅读药品标识物，对小伤小病自我诊疗和选择应用的药品。

## → 罗通定片

甲类非处方镇痛药，为非麻醉性镇痛药，适用于头痛、痛经以及助眠等。每片30毫克或60毫克。用于助眠时，成年人每次30～90毫克，睡前服。本品为对症治疗药，用于止痛不得超过5天，若症状未缓解请咨询医师或药师；长期服用本品可致耐药性；孕妇慎用；如服用过量或发生严重不良反应时应立即就医；儿童必须在成年人监护下使用；偶见眩晕、乏力、恶心和锥体外系症状；与其他中枢抑制药同服，可引起嗜睡及呼吸抑制现象。

## → 氯美扎酮片

甲类非处方镇静助眠药，具有抗焦虑、镇静、催眠和缓

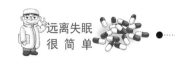
解肌肉紧张的作用。对情绪紧张、恐惧焦虑、烦躁不眠者起镇静助眠作用。适用于焦虑、紧张、激动及慢性疲劳所引起的烦躁失眠。每片含氯美扎酮0.2克。每次口服1片，睡前服。本品用于助眠，连续服用不得超过1周。如服用1周症状未缓解，请向医师或药师咨询；妊娠、哺乳期妇女慎用；驾车、操纵机器、高空作业等人员工作时禁用；如服用过量，请及时向医务人员求助；服后偶见疲倦、药疹、眩晕、潮红、恶心、厌食、水肿、排尿困难、无力、兴奋、震颤和头痛；偶有黄疸的报道，但停药后均可消失；罕见的有多形红斑反应综合征；本品可加强其他镇静安眠药物的作用，饮酒亦可加强本品的作用；本品不宜与吩噻嗪类药物如氯丙嗪合用。

### ➜ 谷维素片

甲类非处方镇静助眠药，具有调节自主神经功能失调及内分泌平衡障碍的作用。适用于镇静助眠，如神经官能症、月经前期紧张症、更年期综合征的辅助治疗。每片含谷维素10毫克。每次口服1～2片，一日3次。本品连续服用不得超过1周，如使用1周症状未缓解，请向医师或药师咨询；胃、十二指肠溃疡患者慎用；如服用过量，请及时向医务人员求助；当药品性状发生改变时，禁止使用；服后偶有胃部不适、恶心、呕吐、口干、疲乏、皮疹、乳房肿胀、油脂分泌过多、脱发、体重增加等不良反应，停药后均可消失。

# 短期用药、逐渐减量与停药有什么不同

一般连续用药不超过 3 ~ 4 周，否则容易出现疗效下降或产生依赖性。如果无法停药，可以另选作用机制不同的安眠药交替使用。当治疗达到目标后要及时考虑巩固疗效的时间是否足够，恰当减药与停药。

突然停药可能产生撤药反应和反跳性失眠，尤其是在停用半衰期短的安眠药物时。所以在准备停药之前，应当有一个逐渐减量的过程。反跳性失眠和撤药反应是临床治疗中的常见问题，也是影响患者服药依从性的主要原因。

目前处理反跳性失眠和撤药反应的方法是恢复给药，待症状好转后再逐渐减少药量直至停药；由于短半衰期苯二氮䓬类药物的戒断症状较重，出现较快，长半衰期苯二氮䓬类药物则出现较慢、较轻。因此，可以用长半衰期苯二氮䓬类药物替代，或替代后再逐渐减量。

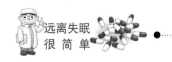
逐渐减药、停药的方法可以是每天服药，但剂量逐渐减少，也可以剂量不变，但要间断服药。

# 为什么要积极

## 治疗原发病

药物治疗失眠，除了用镇静安眠药外，还应该针对原发病用药，彻底解除引起失眠的原发病。有心血管疾病的用心血管药治疗，有发热的用解热药，有消化不良的用助消化药，有精神系统疾病的用抗精神病药，有抑郁症的用抗抑郁药。用抗精神病药、抗抑郁药等来治疗，既可以治疗原发病，又可以起到镇静催眠的作用。

### → 抗精神病药

作为强安定剂可用于精神症状伴失眠患者，如谵妄、精神分裂症等，可控制兴奋躁动，但有过度镇静作用。氯氮平、奋乃静等治疗慢性失眠虽疗效较好，但可能出现难以处理的不良反应，应尽量不用（尽量不用精神病科专家处方）。

→ **抗抑郁药**

三环类（阿米替林、丙咪嗪、氯丙咪嗪和马普替林等）、双重作用类（如万拉法辛和米氮平）和盐酸曲唑酮等具有镇静催眠效应，对抑郁性失眠可起到一石二鸟的作用。然而，当抑郁和失眠症状缓解、消失时，镇静作用就变为不良反应，此时应调整剂量或换用无镇静作用的药物。

应注意的是，抑郁症的一线治疗药物 5- 羟色胺再摄取抑制剂对抑郁性失眠疗效不佳（仅帕罗西汀和氟伏沙明有镇静作用），甚至治疗早期可加重失眠和焦虑症状，其原因我们在失眠的发病机理中已经讲过，因为这类药抑制了 5- 羟色胺的再摄取。如果治疗初期合用苯二氮䓬类效果会更好一些。如果失眠突出，而焦虑不明显，非苯二氮䓬类如唑吡坦等疗效较好，并可减少耐受性和依赖性。

需要说明的是，一些失眠患者因为经常感到头痛而常常服去痛片。常服去痛片会造成严重后果，如引起肾乳头坏死、间质性肾炎、高血压、贫血、消化道溃疡、肝功能异常、白细胞和血小板减少、耳鸣、耳聋等。

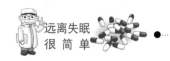
# 服用**安眠药**也无法

## 入睡，怎么办

失眠并不是吃安眠药就能解决的简单问题，其通常只是治标不治本。而且服用安眠药也不一定就能得到一夜安眠。

失眠只是一个表象，暗藏其下的是一种身心失调所导致的非健康状态。所以，服用安眠药以求安眠不是关键，而应该找出失眠的原因。

首先要确认失眠是否与身体疾病有关。假如是因为疼痛、瘙痒等引起的失眠，那就该针对这些疾病进行治疗，如镇痛、止痒等。在排除周期性腿动、不宁腿综合征、睡眠呼吸暂停综合征等引起的特异性睡眠障碍的情况下，家属应在夜间注意观察失眠者的情况来确定病情。

如果失眠与服用的其他药物有关，那么可以在医生的指导下考虑停药或采用其他治疗方法。多数情况下，失眠与平时的生活状态关系很大，例如不良的睡眠习惯，紧张焦虑的精神状态，过大的心理负担都能造成失眠。

对失眠症患者采取加大药量的做法，会使很多失眠者不得不服用越来越大的安眠药剂量而症状却不一定改善。所以找出真正的原因，制定适当的治疗方案，建立良好的睡眠卫生习惯和日常生活习惯才是关键所在。

# 长期用安眠药

## 为什么会失效

患者服药后，安眠药进入血液及作用部位，在一定的药物浓度下发挥催眠作用；然后这些药物在肝细胞微粒体混合功能氧化酶系

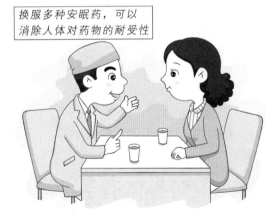

换服多种安眠药，可以消除人体对药物的耐受性

统——肝药酶的作用下发生分解被破坏，它的作用也就随之消失了。如果患者经常服用某种安眠药，就会促使肝药酶产生量增多，即出现医学上所谓的"诱导现象"，安眠药就成了肝药酶的"诱导剂"。血液中更多的安眠药将会受到酶的

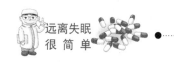

破坏，体内药物浓度降低，使用与当初一样的药量但却达不到当初的催眠效果。患者只有增加药物剂量才能达到治疗失眠的效果，这就是连续用药后产生的"耐受性"。

人体是个智能调节系统。在人体接触安眠药的后期，我们的代谢系统已经适应了安眠药的剂量和药性而产生了耐药性。身体会出现"反应迟钝"甚至"反应失灵"。所以安眠药在初期效果明显，后期效果却不尽如人意。

这也是为什么大多数人在服用同一种安眠药时后期用量会越来越大，对人体产生的不良反应也越来越明显。鉴于此，如果必须要持续服用安眠药的话，大多数医生会推荐人们将初期使用安眠药的量降到最低，并且换服多种安眠药。

# 长期服用安眠药
## 对身体有影响吗

失眠可以由生理和心理等很多原因引起，但研究表明，真的需要单纯以安眠药治疗的患者为数不多，更多的失眠者对安眠药的依赖纯粹是心理方面的。

鉴于安眠药物只能治标，不能治本，所以许多专家建议，治疗长期失眠的最佳选择是一些行为指导方面的治疗方法，包括培养良好的睡眠习惯，控制清醒状态下的卧床时间等。

目前尽管行为疗法优势显著，然而改变睡眠习惯需要时间，同时睡眠医学治疗师的短缺也给它的推广带来了困难。忙碌的医生无暇与患者详细探究睡眠卫生等问题，开出药方是缓解病情最简单的方法，而患者也更青睐药物立竿见影的效果。

尽管安眠药物的安全性在不断地提高，选择安眠药仍需慎之又慎，服用安眠药一旦过度，心、肝、肾等多个器官都会受到严重损害。所以能不用安眠药就不要用，用了之后"心瘾"的戒除也是很值得重视的。

据了解，在一些精神疾病的专科医院，有专门治疗失眠的"假"药，看上去和普通安眠药没有区别，其实只是由淀粉制成的。这是专门为那些患有"失眠恐惧症"的患者准备的，这是精神医学的一种治疗方式，而很多"失眠症"的患者，就是被这些安慰剂治好的。

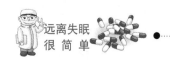

# 需要长时间用药怎么办

对于失眠患者，医生一定要查清病因，对症下药，而不是一味地开安眠药，这点必须引起注意。

有些患者是慢性长期失眠，一直服安眠药而不愿去检查有

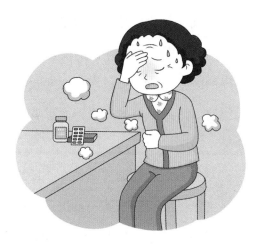

没有精神心理因素，以致服药成瘾。

按世界卫生组织制定的标准，一般安眠药处方最多不得超过4周，然后应当停用2周，如果需要再用，则开另外一种安眠药。这样做的目的是预防安眠药成瘾或药物依赖。

有些读者会问：停用2周期间仍失眠怎么办？我们在这里举一个具体的例子来说明如何解决这个问题。如果一位长期失眠的患者已经用舒乐安定（艾司唑仑）4周，按理应停药2周，但停药期间仍失眠，此时我们建议不妨用2周抗组

胺药，如异丙嗪（非那根）或苯海拉明作为过渡性治疗，2
周后如果还失眠，可以选用思诺思（唑吡坦）或依匹克隆（依
梦返）。采用这种交替应用安眠药的方法，患者可以得到充
分的治疗，但又不至于引起药物依赖的危险性。

但是这里还想再强调：慢性失眠患者不能长期服安眠药，
一定要查清病因，对症下药，才是最佳方案。

# 长期失眠患者怎么办

长期失眠患者首先应当查清病因，一般来说，失眠只是
一个症状而不是疾病，所以在长期失眠的表象下通常有一个
疾病存在。除了我们说过的不少身体上的疾病，如关节炎、
肺结核、慢性肝炎、贫血、皮肤病等外，可能还有些其他疾
病，必须先进行病因治疗，只有病因祛除了，才谈得上对失
眠的治疗。

其次要调整环境因素，如卧室环境的布局，强光和噪声
的隔离，卧具的挑选等，还有工作环境的调整，如变三班倒
为正常班，变常年夜班为白班等。

至于临时出差、出国，因为毕竟是短时间的、一过性的

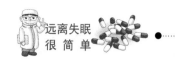
失眠，吃几天安眠药就可以解决问题。

这里特别要提醒读者注意精神心理因素，许多患者是因患有焦虑症或抑郁症才引起慢性长期失眠的，可是患者或者不自觉，或者自觉而不愿谈及，或者知道情况而不愿意服药，结果是因失眠这一症状长期服安眠药，造成安眠药成瘾，其后果十分可悲。我们曾诊治过为数不少的慢性长期失眠患者，实际上是抑郁症，但转诊去精神病院患者嫌"名声不好听"不肯去，结果就在门诊拿大量的安眠药，一吃就是几年、十几年，最终成为药物依赖，还得住进精神病院去"戒毒"！还有些患者也不愿承认自己有抑郁症，长期吃点安眠药，最终因抑郁症状加重而自杀，令人惋惜！另外有些患者明明知道自己是抑郁症，但看到医师开的抗抑郁药说明书上写着不少不良反应，认为药物不好还不如不吃，结果导致病情更加严重。

所以我们一而再，再而三地告诉读者，安眠药并不是解决慢性长期失眠的好办法，即便是生产厂家也不希望患者长期吃安眠药。最好的办法是查清病因，对症下药。

# 失眠后为什么
## 不要急着用药

对于失眠的处理，首先是寻找导致失眠的躯体或（和）情绪方面的因素，区分失眠是原发性的还是继发性的，然后再决定其治疗方法。

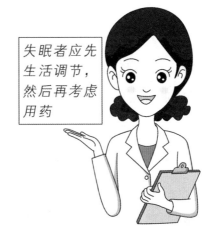

失眠者应先生活调节，然后再考虑用药

对于继发性失眠者，应以处理引起失眠的疾病或情况为主，如失眠情况较重或影响正常的学习、工作、生活，可以考虑暂时对症小剂量短时间地用一点儿安眠药。一般来说，睡眠的环境改善了，躯体的原发疾病治愈了或能够得到控制了，不痛快的事情过去了，失眠大多也会不治而愈。当然，也有一小部分失眠者在病因解除后仍然睡不好觉，这样的话，可以考虑小剂量间断地用药。另外，也有一些病因明明知道，但无法祛除，如身患绝症，这时往往需要药物治疗。

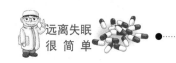
对于原发性失眠者，也不一定要用安眠药，处理这种失眠最重要的是鼓励患者调整生活习惯，注意睡眠卫生，甚至可以用一些行为疗法，如刺激控制法、睡眠限制、放松疗法等，以帮助恢复其正常的生物节律。如果采取这些措施后仍然有失眠，再考虑辅以安眠药物治疗。

失眠者应注意：

（1）只在有睡意时才上床。

（2）上床后不做睡眠以外的事。上床后，合上双眼，仅把眼稍张开一条缝，虽然看不清物体，但是使神经仍进行工作，造成其他部位神经相对地受到抑制而使人逐渐入睡。这两条措施意在加强上床与尽快入睡的条件反射。

（3）卧床20分钟仍不能入睡，可起床去另一房间做些单调的事，出现睡意时再回卧室。

（4）仍不能入睡或夜里醒来10分钟后不能入睡，可再重复上一步。

（5）无论一夜睡多少时间，每天早晨都用闹钟定时起床。

（6）日间不午睡或小睡。

只要坚持下去，会有很好的疗效。

# 服用安眠药应**注意**哪些问题

安眠药是一类对中枢神经系统产生抑制作用，可引起镇静和催眠作用的药物。使用这类药物时应注意以下几点：

（1）失眠仅仅是一种症状，使用安眠药仅是对症治疗，因而在使用安眠药之前一定要寻找并治疗失眠的病因。

（2）几乎所有的安眠药物长期连续使用都会产生耐受性和依赖性，在突然停药时可能会导致更严重的失眠，因此应严格控制其使用，同一种安眠药物一般不宜连续使用超过4周。

（3）患者自己很难详尽地掌握安眠药的使用方法，必须在医生指导下使用这类药物，尤其是作用时间较长的镇静安眠药，用后常有延续效应，次日可引起白天困倦、头晕、嗜睡等。这对于从事机械工作的人有潜在的危险性，因此，服药的患者不可驾驶车辆和操作机器，以免发生事故。

（4）安眠药还有肌肉松弛作用，容易出现步态不稳，故尤其是服用短半衰期的药物一定要慎重。

（5）安眠类药物与其他中枢神经抑制药物（如抗组胺

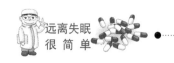
药、镇痛药以及酒精等）同用时，有协同作用，可出现严重后果，应避免同时使用。

（6）睡眠呼吸暂停综合征患者禁止使用安眠药，急性间歇性卟啉病的患者应禁用巴比妥类安眠药，肝肾功能减退者应慎用安眠药，特别是巴比妥类药。

（7）儿童一般不使用安眠药，除非是用于治疗儿童夜惊、梦游症和癫痫。

（8）老年人使用安眠药时应慎重，剂量宜小。

（9）哺乳期妇女及孕妇应禁用安眠药，尤其是在妊娠头3个月及分娩前3个月。

# 如何看待安眠药的
# 不良反应

小剂量短时间使用安眠药是治疗失眠的重要手段，不过安眠药在帮助人们进入甜蜜的梦乡的同时，也存在着潜在的危险性，因此有人将安眠药称为"危险的朋友"。那么这位"危险朋友"有哪些危险呢？

（1）应用苯二氮䓬类安眠药后，夜间睡眠通常会明显见好，虽然夜间睡眠时间不短，但部分人在白天还会有昏昏沉沉的感觉，头脑并不清醒，在医学上给这种现象起了一个很形象的名字，叫作宿醉现象。宿醉现象实质是药物的过度镇静作用，与药物的半衰期有关，如果在晚上服了一种半衰期长的安眠药，那么到第二天的时候药物在体内浓度仍然很高，在白天药物仍然会起作用，因此也就会出现上述的宿醉现象；与宿醉现象有关的另外一个因素是用药的剂量，用药剂量大，第二天血中该药物的浓度自然会较高，也就容易出现宿醉现象。

由此可见，服用小剂量的中或短半衰期的药物可减少宿醉现象。

（2）长期服用安眠药的失眠者可能都会有这样的经历：刚开始用药时效果很好，用一段时间后药不如以前管用了，增加一点剂量疗效又好了，这就是"耐药性"。长期用药的另外一个问题是依赖性（老百姓俗称"成瘾"），依赖是指长期服用者，如果不给药就会出现焦虑不安、紧张、全身不适等症状。防止依赖性的关键在于不要长期使用同一种安眠药。

（3）长期用药者突然停药会出现戒断症状，如失眠、

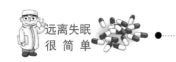
激越、坐卧不安、烦躁等，使用半衰期长的药物，逐渐减量、慢慢停药可防止出现戒断症状。

（4）长期使用安眠药可使人的记忆力减退、反应减慢，这种情况在老年人使用大剂量安眠药时容易发生，故老年人在使用安眠药时应慎重，剂量不宜过大。

（5）治病的良药在某些情况下也会成为毒药，经常会发生吞服大量安眠药企图自杀的情况，这简直是一种悲剧。要避免这种悲剧发生的关键是，安眠药应作为一种处方药由医生和药房严格控制，取药回家后应由家属帮助患者来保管。

# 长期或反复大量服用
# 安眠药有哪些危害

现实中老百姓习惯把镇静安眠药称为安眠药。医生使用镇静安眠药的目的是改善睡眠，稳定情绪，最终恢复睡眠的正常节律，改善社会功能，恢复正常的工作、学习及与人正常交往的能力。安眠药对失眠者来说既有利又有弊。小剂量、短时间使用安眠药可以治疗失眠，但长期反复使用后就有严重的药物不良反应，甚至会影响生命。

长期或反复大量服用安眠药对人体的危害除了前面提到的宿醉现象、依赖性或成瘾性、戒断症状，还有以下几个方面：

### ➡ 记忆力减退

长期服用安眠药可使认知能力降低，记忆力和智力减退。这种情况在老年人中更加明显。国外研究表明，长期服用安眠药与老年性痴呆的发病有一定的关系。

### ➡ 呼吸抑制

某些肝肾功能不全、呼吸功能不全者、患有阻塞性睡眠呼吸暂停综合征的患者及年老体弱者，对安眠药特别敏感，即使小量的安眠药也有可能引起过度镇静而发生意外，或导致谵妄等意识障碍，或引起呼吸衰竭加重，甚至因严重呼吸抑制而导致死亡。

所以，安眠药对失眠者来说是一位十分"危险的朋友"，其益处少，而其危害性却很大。但也不要害怕恐惧，只要掌握服药原则，将这个"朋友"为我所用，就可以尽量减少其危害性。首先，医生和失眠者都需明确，用药的目的是以药物为手段重建睡眠的正常节律，恢复健康的正常睡眠，而不

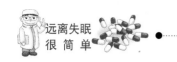
是为了睡眠而依赖药物。其次，失眠者必须在医生的指导下服用安眠药，选择何种药物，何时使用，如何使用，使用多久，何时停用等方面都由医生决定，同时失眠者也不要对安眠药有恐惧心理，必须在疗效和不良反应之间权衡使用。

若能综合运用上述方法，采用俗语所说的预防为主，治疗为辅，可使失眠症患者避免长期大量服用安眠药，逐渐建立正常的睡眠节律，恢复正常睡眠。

# 服用**地西泮**有
## 哪些注意事项

本品为长效苯二氮䓬类药，曾用名安定，为中枢神经系统抑制药，可引起中枢神经系统不同部位的抑制，随着用量的加大，临床表现可自轻度的镇静到催眠甚至昏迷。

→ **使用禁忌**

青光眼、重症肌无力、孕妇及哺乳期妇女禁用。新生儿禁用或慎用。

→ **慎用**

①严重的急性乙醇中毒，可加重中枢神经系统抑制作用。

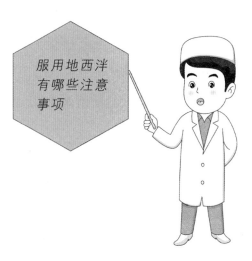

服用地西泮有哪些注意事项

②重度重症肌无力，病情可能被加重。

③急性或隐性发生闭角型青光眼，可因本品的抗胆碱能效应而使病情加重。

④低蛋白血症时，可导致易嗜睡、难醒。

⑤多动症者可有反常反应。

⑥严重慢性阻塞性肺部病变，可加重呼吸衰竭。

⑦外科或长期卧床患者，咳嗽反射可受到抑制。

⑧有药物滥用和成瘾史者。老年人对本药较敏感，用量应酌减。

→ **注意事项**

①对苯二氮䓬类药物过敏者，可能对本药过敏。

②肝肾功能损害者能延长本药清除半衰期。

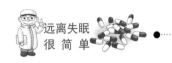
③癫痫患者突然停药可引起癫痫持续状态。

④严重的精神抑郁，可使病情加重，甚至产生自杀倾向，应采取预防措施。

⑤避免长期大量使用而成瘾，如长期使用应逐渐减量，不宜骤停。

⑥对本类药耐受量小的患者初用量宜小。

→ 药物相互作用

①与中枢抑制药合用可增加呼吸抑制作用。

②与易成瘾和其他可能成瘾药合用时，成瘾的危险性增加。

③与酒及全麻药、可乐定、镇痛药、吩噻嗪类、单胺氧化酶 A 型抑制药和三环类抗抑郁药合用时，可彼此增效，应调整用量。

④与抗高血压药和利尿降压药合用，可使降压作用增强。

⑤与西咪替丁、普萘洛尔合用，本药清除减慢，血浆半衰期延长。

⑥与扑米酮合用，由于减慢后者代谢，需调整扑米酮的用量。

⑦与左旋多巴合用时，可降低后者的疗效。

⑧与利福平合用，增加本品的清除，血药浓度降低。

⑨异烟肼抑制本品的清除，致血药浓度增高。

⑩与地高辛合用，可增加地高辛血药浓度而致中毒。

# 服用艾司唑仑有
## 哪些注意事项

艾司唑仑，曾用名舒乐安定。

本品为苯二氮䓬类抗焦虑药。可引起中枢神经系统不同部位的抑制，随着用量的加大，临床表现可自轻度的镇静到催眠甚至昏迷。

→ 使用禁忌

有以下情况者慎用：

①中枢神经系统处于抑制状态的急性酒精中毒。

②肝肾功能损害。

③重症肌无力。

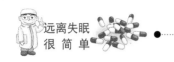
④急性或易于发生的闭角型青光眼发作。

⑤严重慢性阻塞性肺部病变。

## → 注意事项

①用药期间不宜饮酒。

②对其他苯二氮䓬类药物过敏者，可能对本药过敏。

③肝肾功能损害者能延长本药消除半衰期。

④癫痫患者突然停药可导致发作。

⑤严重的精神抑郁可使病情加重，甚至产生自杀倾向，应采取预防措施。

⑥避免长期大量使用而成瘾，如长期使用应逐渐减量，不宜骤停。

⑦出现呼吸抑制或低血压常提示超量。

⑧对本类药耐受量小的患者初用量宜小，逐渐增加剂量。

⑨孕妇及哺乳期妇女用药：在怀孕前3个月内，本药有增加胎儿致畸的危险。孕妇长期服用可成瘾，使新生儿呈现撤药症状，妊娠后期用药影响新生儿中枢神经活动。分娩前及分娩时用药可导致新生儿肌张力较弱，应慎用。哺乳期妇女应慎用。

①功能：主要用于失眠，也可用于焦虑、紧张、恐惧，还可用于抗癫痫和抗惊厥。艾司唑仑的安眠效果比较大，不良反应也比较大，为新型抗焦虑药。其镇静催眠作用比硝西泮要好，服后无宿醉现象，并伴有欣快、轻松、记忆清晰等感觉。

②用法：用于镇静，每次口服 1 ～ 2 毫克，每日 3 次。用于催眠，睡前口服或肌内注射 2 ～ 4 毫克。抗癫痫，每次口服、肌内注射或静脉注射 2 ～ 4 毫克，每日 1 ～ 3 次。

③剂型：片剂，1 毫克，2 毫克；注射剂，2 毫克，2 毫升。

# 服用硝西泮有

## 哪些注意事项

硝西泮，别名硝基安定，硝基二氮䓬，硝西洋，硝草酮。

→ 适应证

①主要用于治疗失眠症与抗惊厥。

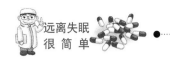

②与抗癫痫药合用治疗癫痫。

→ 不良反应

偶见嗜睡、易激惹、共济失调、眩晕、头痛、便秘、白细胞减少等。

→ 服用方法

①催眠：口服，每晚 5 ~ 10 毫克。

②抗癫痫：5 ~ 30 毫克 / 日，分 3 次服。每日剂量 200 毫克。片剂：每片 5 毫克。

→ 注意事项

①服药后偶有头痛。

②服药的同时应避免饮酒。

③小儿忌用。

# 服用**阿普唑仑**有
## 哪些注意事项

阿普唑仑为苯二氮䓬类催眠镇静药和抗焦虑药，别名佳静安定。临床表现可由轻度的镇静到催眠甚至昏迷。可通过胎盘，进入乳汁。有成瘾性，少数患者可引起过敏。口服吸收快而完全，血浆蛋白结合率约为80%。口服后1～2小时血药浓度达峰值，2～3天血药浓度达稳态。经肾排泄。体内蓄积量极少，停药后清除快。

→ 适应证

主要用于焦虑、紧张、激动，也可用于催眠或焦虑的辅助用药，还可作为抗惊恐药，并能缓解急性酒精戒断症状。对有精神抑郁的患者应慎用。

→ 用法用量

①抗焦虑：成人常用量开始一次0.4毫克，一日3次，

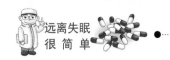
用量按需递增。最大限量一日可达 4 毫克。

②镇静催眠：成人用量 0.4 ~ 0.8 毫克，睡前服。

③抗惊恐：成人用量一次 0.4 毫克，一日 3 次，用量按需递增，每日最大量可达 10 毫克。

→ **特殊人群用药**

①孕妇及哺乳期妇女用药：在妊娠前 3 个月内本药有增加胎儿致畸的危险；孕妇长期服用可引起依赖，使新生儿呈现撤药症状，妊娠后期用药影响新生儿中枢神经活动，分娩前及分娩时用药可导致新生儿肌张力较弱，所以孕妇应尽量避免使用。本药可以进入乳汁，哺乳期妇女应慎用。

②儿童用药：18 岁以下儿童，用量尚未有具体规定。

③老年患者用药：本药对老年人较敏感，开始用小剂量，一次 0.2 毫克，一日 3 次，逐渐增加至最大耐受量。

→ **不良反应**

①常见的不良反应有嗜睡、头昏、乏力等，大剂量偶见共济失调、震颤、尿潴留、黄疸。

②罕见的有皮疹、光敏、白细胞减少。

③个别患者发生兴奋，多语，睡眠障碍，甚至幻觉。停

药后，上述症状很快消失。

④有成瘾性，长期应用后，停药可能发生撤药症状，表现为激动或忧郁。

⑤少数患者有口干、精神不集中、多汗、心悸、便秘或腹泻、视物模糊、低血压。

➡ **禁忌证（慎用）**

①中枢神经系统处于抑制状态的急性酒精中毒者。

②肝肾功能损害者。

③重症肌无力者。

④急性或易于发生的闭角型青光眼发作者。

⑤严重慢性阻塞性肺部病变者。

⑥驾驶员、高空作业者、危险及精细作业者。

➡ **注意事项**

①对苯二氮䓬类药物过敏者，可能对本药过敏。

②肝肾功能损害者能延长本药清除半衰期。

③癫痫患者突然停药可导致发作。

④严重的精神抑郁者用药可使病情加重，甚至产生自杀倾向，应采取预防措施。

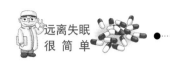

⑤避免长期大量使用而成瘾，如长期使用需停药时不宜骤停，应逐渐减量。

⑥出现呼吸抑制或低血压常提示超量。

⑦对本类药耐受量小的患者初用量宜小，逐渐增加剂量。

⑧高空作业、驾驶员、精细工作、危险工作者慎用。

# 为什么老年人失眠

## 慎用巴比妥类药

老年人往往有不同程度的入睡困难、夜间常醒或次晨早醒失眠。因此，理论上宜用长效的苯巴比妥。临床经验也表明，老年人失眠最好避免使用巴比妥类药物，原因如下：

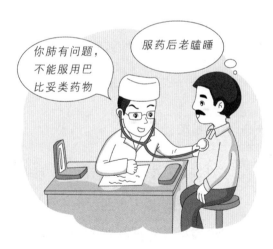

你肺有问题，不能服用巴比妥类药物

服药后老瞌睡

（1）有些老年人，对巴比妥类药物的耐受性差，常可引起严重的嗜睡，精神不振。

（2）患有慢性阻塞性肺疾病（肺气肿、支气管哮喘）的老年人，常伴有较重的肺功能不全，巴比妥类药物即使是小剂量也可导致严重缺氧及二氧化碳潴留，严重者可造成肺水肿或呼吸麻痹，当属禁忌。

（3）巴比妥类药由肾脏以原形排出，而老年人有不同程度的肾功能减退，易使药物排泄减缓，血浆半衰期延长，因而老年人用巴比妥类药易引起意识障碍和共济失调等中毒症状。

（4）少数老年人使用该类药物后，可能出现一些异常反应，即表现为兴奋而不是抑制，如烦躁、失眠、噩梦，甚至精神错乱。所以，老年人慎用或不用巴比妥类药物为好。实际上失眠原因甚多，针对失眠，首先消除引起失眠的原因，才是根本的治疗方法。比较之下，安定、硝西泮等对老年人失眠的治疗更加安全有效，可以取代巴比妥类药。

# 孕妇可以服用安眠药吗

绝大多数的安眠药都会通过胎盘对胎儿产生影响，所以孕妇在使用上就有诸多禁忌。怀孕的前 3 个月是胎儿发育的

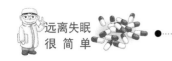
关键期，非常敏感，易受外界的影响。所以这段时间内，尽可能不要用药，最好完全不用药。

临产前的 3 个月是胎儿即将出世的时间，倘若此时母亲使用安眠药，出生后婴儿体内的安眠药浓度就会下降，造成"戒断反应"。怀孕中期是较为安全期，胎儿的发育已经走上轨道，但还没到出世，药物对它的伤害性较小，即使如此，安眠药还可能影响胎儿脑部发育，具有潜在危险性。根据美国与澳洲的药物分类，对于怀孕无甚影响（即经过大规模实验，但找不到有害的证据）的安眠药，只有抗组胺类安眠药的苯海拉明（Diphenhydramine）、氯苯那敏（Chlorphenamine）口服常释剂型。其他的安眠药对胎儿有危害，若非使用不可，需经医生批准，谨慎使用。

# 安眠药**不宜**与哪些药物同服

苯巴比妥、速可眠、阿米妥等巴比妥类安眠药是强药酶诱导剂，用药后可诱导肝脏药酶活性增高，从而促使体内某些药物的生物转化，加快它们的代谢，导致疗效下降。如用肾上腺皮质激素控制了症状的哮喘患者，在合用苯巴比妥后会引起哮喘复发。现已知道巴比妥类安眠药至少可使60种以上的化合物代谢加速。其中包括口服抗凝药、皮质激素、多环西素、雌激素、灰黄霉素、洋地黄毒苷、奎尼丁等。还应当指出，这种药酶诱导作用虽产生于服用巴比妥类安眠药数天之后，往往在停药后2～3周才能完全消失，这是一个不容忽视的问题。甲丙氨酯虽不属于巴比妥类，但也是药酶诱导剂，使用时也要注意。

另一类常见的安眠药是苯二氮䓬类，包括安定、氯氮䓬、硝西泮、舒宁等20多种，虽无明显的药酶诱导作用，不良反应也较少，但仍要注意与其他药合用的问题。例如治疗胃溃疡的西咪替丁，长期与安定或利眠宁同服，会使后者的镇静作用增强，产生头晕、嗜睡等不良反应。患帕金森综合征的某些患者在服用L-多巴时，如同时服用安定、氯氮䓬、硝西泮之一，即可产生拮抗作用而使疾病症状加重。如果将氯硝安定与治疗癫痫的药物扑痫酮合用，可使后者在血液中的浓度升高到中毒水平。此外，氯氮䓬、安定等若与含铝、镁的抗酸药合服，可因延缓吸收而起不到应有的催眠效果，只有错开服药时间才能保证疗效。

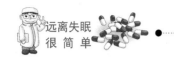
# 半夜醒来能否追加安眠药

有位患者服用安眠药已经有好一段时间了，最近总是半夜醒来，无法再入睡，她咨询是否应该再追加一片安眠药？

对于长期服用安眠药的患者，常会遇到安眠药服用久了突然"失效"的问题。这是因为人体产生了耐药性，即当人体接受一种崭新的药物刺激时，机体非常容易产生反应，但日子久了身体已经习惯了该种药物，就会出现"反应疲劳"。所以有时医生会选择让患者两种药物"交替"服用，保持身体对药物刺激的"新鲜感"。还有的医生会根据需要给患者增加剂量，但是患者一定不能自己随意增加剂量。有的医生会告诉患者有增加半片或一片药的权利。

像前面的患者半夜醒来，可以尝试再吃一片安眠药，如果这种情况不再出现，从此就不要加量，而一旦频频出现半夜醒来，就要向医生咨询是否要换药。有些患者不管那么多，醒来就抓着药片吃下去，极有可能带来抑制呼吸和抑制大脑神经等严重后果。

# 如何戒除安眠药

　　服用安眠药的失眠者都应知道安眠药有依赖性与成瘾性。当靠自身调节没有效果时，可以选择服用安眠药，但应注意的是：失眠症状好转后，要严格遵从医嘱，慢慢减少药物用量。对安眠药除了身体依赖还有心理依赖，虽然有人只吃较少量安眠药，但一旦停了就睡不着，这跟其心理依赖有关，内心总是害怕不吃安眠药就睡不着。

→ **失眠者不要过度关注睡眠**

　　要认识失眠与服药的关系，药物只能一时改善睡眠结构，使自己的睡眠节律恢复正常，最终慢慢减少药物用量至停药，或逐渐改用其他安眠药，再逐步换用无关药物以代替安眠药物，也可以服用一些纯中药制作的安眠药，配合一些具有安神作用的中药进行调理，逐渐恢复自己的自然睡眠状态。

→ **要调整心态，保持知足常乐的良好心态**

　　避免因受到挫折而导致心理失衡，以至于晚上睡觉时仍对白天的事耿耿于怀，进而影响睡眠。

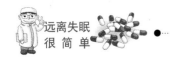
### 改变负性认知

经常失眠的人头脑里经常想"我今天晚上肯定睡不着"，结果越想越睡不着。还有的人认为："我是因为睡不着才焦虑、抑郁的，不是因为焦虑、抑郁而失眠的"。有类似想法的，一定要改变。

### 改正睡前一些不良习惯

不要睡前饱食、喝酒抽烟、看刺激性内容的书刊等，让自己的生物钟不被打乱。采取睡前放松训练，反复训练，让自己的全身肌肉做到习惯性放松，配合精神上放松，做好睡前准备。

### 自我暗示法

当你上床时，心里要一直默念"今晚会睡着"的，不断地朝好的方面暗示自己，心情逐渐平和，身心逐渐放松，慢慢进入睡眠状态。必要时可以接受心理治疗戒除药瘾。

### 逐渐减少安眠药的剂量

首先将安眠药的剂量减到原剂量的 2/3 或 1/2，持续服用 1～2 周。如果睡眠良好，再减到原剂量的 1/3 或 1/4，持续服用 1～2 周。如仍没有出现失眠症状，则可将安眠药的剂量降到零再观察反应。此后可根据当天的情况，如有焦虑或睡不着的感觉则可服用 1/4 的量。大多数安眠

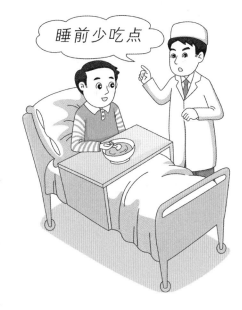

睡前少吃点

药是圆形或椭圆形，中间都有一条沟，可轻松地将其一分为二，再分为 1/3 或 1/4。

→ 短效换长效

将短效类安眠药换成中、长效类安眠药后再逐渐停用。在停用安眠药后会引起一过性失眠，术语称"反跳性失眠"，而这种反跳性失眠在中、长效类安眠药中发生的概率较低。因此可将短效类安眠药换成中、长效类安眠药，以后根据情况按照第一种方法逐渐减药，直至完全停药。

通过上述逐渐减药处理及自我调节，逐渐达到不药而愈。

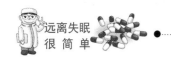
# 安眠药过量中毒
## 应如何处理

通常情况应及时联系 120 急救中心，火速转入医院抢救，这对患者的尽早苏醒、减少中枢神经系统及其他系统的损害非常重要。因为医院的技术、设备条件，远较小诊所为好。

当然，如果病情危重或暂不能转运，也要去附近的诊所急救，采取力所能及的措施减轻病情并预防器官的受损，绝不能大意而留在家中观察。

由于某些镇静安眠药大剂量使用或患者因抑郁而自杀时，中毒剂量可使中枢神经系统迅速抑制，出现昏睡、呼吸麻痹，甚至死亡等情况。因此，如果附近没有医疗机构，家属要赶快给患者采取催吐等方法，使胃内药物吐出，并同时尽快呼叫救护车，争取快速送医院抢救。

# 短暂性失眠怎样用药

　　有位患者是一家公司的产品推销员。最近因为领导交给他一个项目，让他负责方案，他为此付出了很大努力，但收效甚微。他很担心完不成领导交给的任务，心烦意乱，看什么都不顺眼，易发脾气。连续一个月晚上几乎睡不着，白天没精神。他很苦恼，既为任务未完成而着急，又为睡不着而痛苦。想吃安眠药，但听别人说吃安眠药会成瘾，因此顾虑重重，不知怎么办才好？

　　这位患者出现失眠症状系工作压力大造成的焦虑、紧张过度而引起的。所以医生建议他先通过自我调节，精神上要放松，让自己心理上得到休息，要学会有节奏地工作，不能熬通宵，要劳逸结合，适当参加体育锻炼，让脑细胞得到充分的休息与调整。同时去除诱因，尽量减轻工作上的压力，多看专业书，多请教他人，发挥团队作用，共同面对困难来解决问题。

　　如果通过反复的努力，仍然不能改善睡眠，可以偶尔服用安眠药。因为安眠药可以改善睡眠、抗焦虑，对稳定情绪

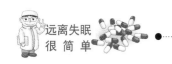
也有好处。此类失眠者可根据经济条件，优先选用无成瘾性的安眠药和安全性高的安眠药，这样更能成功治疗失眠，增加服药依从性，避免失眠严重而危害身体健康，如可以按需服用唑吡坦、佐匹克隆等新型的非苯二氮䓬类药物。

所谓"失眠恐惧症"是指患者因失眠而害怕失眠，又因为害怕失眠而加剧失眠症状。这是一个恶性循环，主要由于患

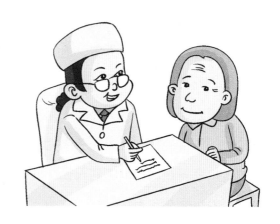

者对失眠存在错误的认知而产生了恐惧感，恐惧又成为患者后来失眠的重要原因。

改善失眠恐惧症，应了解科学睡眠的知识，建立对睡眠正确的认知。但切记不要迷恋药物，药物只是个替代品，在服用时一定要注意掌握以下原则：

（1）建议在专科医师指导下使用，要按医嘱剂量服用，切忌自我随意增加剂量。使用有效最低剂量；晚间睡前服用。

（2）每周2～4次间断给药。

（3）短期服药（连续服药不超过3～4周）。避免长

期固定服用一种安眠药,以免产生耐药性,降低疗效,或导致药物依赖。

(4)逐渐停药,特别是半衰期较短的药物(如三唑仑),停药更要缓慢,并要因人而异。

(5)注意停药后的失眠反弹,减药要慢。在服用安眠药期间,不得操作机器或开车。

对暂时性失眠者可以偶尔服用安眠药,及时缓解失眠和焦虑。此外,及时治疗暂时性失眠症,可以防止因为病情恶化而转为长期失眠症。

# 老年人失眠如何防治

老年人睡眠时间减少、深度变浅及昼夜节律的改变是一种常见现象,除此之外,由于心理因素的改变、躯体疾病、精神障碍(焦虑症、抑郁症及其他精神疾病等)、药物影响(抗高血压药、抗帕金森药、激素、消炎药及支气管扩张药等),还有酒精及咖啡饮料等均可引起老年人入眠困难、早醒及睡眠中多次醒转。对于老年人失眠的治疗应主要注意以下几个方面。

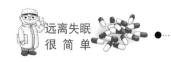

### → 查明原因，采用针对性措施

一旦找到影响睡眠的原因，应分别加以解决，若是由躯体疾病所致，又不可能在短期内治愈时，至少可设法尽量控制症状，以减少对睡眠的影响；假如与某种治疗药物有关，则可更换药物的品种或加服少量镇静安眠药物；若是精神疾病所致，则必须治疗原发病，才能使睡眠改善。

### → 注意睡眠卫生并养成良好习惯

人类睡眠是受睡眠觉醒节律影响的，一旦形成习惯就容易使睡眠与觉醒的节律固定下来，有利于促进睡眠，所以要养成定时入眠和起床的生活作息制度。应避免在床上做其他活动，如看电视、谈话、进食、看书、考虑问题等。如卧床后不能迅速入眠，则可起床稍微活动，等有睡意时再上床，目的是使床与睡眠形成条件反射。睡前最好做一些有利于睡眠的准备活动，如刷牙、洗脚或洗澡，喝杯热饮料，但避免过饱，不做剧烈运动，不在入眠前做大量体力和脑力活动，即使头天未睡好，也要避免白天补觉。

→ 心理治疗

　　心理因素在失眠症的形成过程中关系密切，往往开始时是由于某种原因引起失眠，但以后因怕失眠而在入眠前就产生焦虑，这样就更加重了失眠症状，造成恶性循环。因此首先要消除焦虑情绪，学会放松自己，建立自信心。

→ 药物治疗

　　应用催眠镇静药物治疗失眠时，应特别注意药物的蓄积作用，也要注意药物的相互作用以及药物依赖的戒断反应，要避免长期使用。

# 儿童失眠如何治疗

　　与成年人失眠一样，儿童失眠常常都有明确的原因，某些与遗传相关的特发性失眠、某些躯体疾病、心理压力大、情绪焦虑、抑郁等。此外，如果儿童晚间饮用某些易引起兴奋的饮料，如可乐、茶、咖啡等也可引起大脑兴奋而失眠。对于不同原因的失眠，治疗手段是不同的。

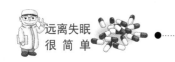
（1）特发性失眠是指儿童期起病的失眠，患者终身不能得到充足的睡眠。已经证实这种失眠是由于患者生化异常所致，如5－羟色胺生成不足等。典型的特发性失眠始于出生后，单纯的特发性失眠罕见，多数患儿伴有行为——心理事件，在儿童和青少年期会伴发神经系统的其他体征，如诵读困难或运动亢进等。主要表现为不能入睡、觉醒次数增多或早醒。不良的睡眠卫生与睡眠习惯会使睡眠状况更加恶化。

治疗上应用苯二氮䓬类药物，为避免长期应用药物产生依赖性与耐受性，可适当选用唑吡坦。

（2）由某些躯体疾病所致的失眠应该积极治疗躯体疾病。

（3）对于因心理因素、外界压力等造成的失眠，除了要尽快消除不良因素，还应给予孩子足够的关心、必要的心理支持和心理疏导，以帮助孩子改善情绪、改善睡眠质量。

（4）无论什么原因导致的失眠，良好的睡眠卫生和睡眠习惯是保证睡眠质量的基础，即定时睡眠与起床，睡前不饮用刺激性、兴奋性的饮料，不看电脑和电视等，这些都是良好睡眠的保证。

（5）当儿童出现失眠时，不管是由什么原因引起的，都应积极采取措施进行治疗，以免失眠情况进一步加重。因为有些儿童失眠几次后会形成条件反射，一到上床睡觉时就担心睡不着，因担心而出现焦虑，从而形成习惯性失眠。

（6）儿童用药也应该注意，不能随便将成年人的药物减量服用。具体用药种类及剂量应在医生指导下进行。

# 青少年失眠如何治疗

青少年失眠最常见的原因为学习压力过大、夜间学习太晚、学习及生活环境改变。尤其在考试期间都会抓紧复习，有的甚至熬夜，使得睡眠时间短，脑细胞不能很快修复，久而久之会导致注意力不集中、记忆力下降，甚至失眠。这种情况下，大多数青少年会很紧张，想强迫自己睡着，但是往往适得其反。有的人失眠之后心里烦躁、恐惧、无助，进而出现抑郁、悲观、厌世。另外，青少年自我调节能力有限，会使失眠症状迁延不愈。

对于青少年失眠的治疗，首先应去除引起失眠的各种诱因，帮助青少年缓解压力；注意建立良好的睡眠习惯和睡眠卫生，每天定时睡眠与起床，睡前禁止饮用兴奋、刺激的饮料，尽量睡前少看电视及使用电脑，避免睡眠前长时间玩游

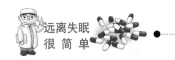
戏、网上聊天等；如果反复失眠，则会对失眠产生恐惧心理、焦虑情绪，形成恶性循环，对于此种情况在治疗时要适当给予抗焦虑药物；另外，对青少年失眠要重视，早期治疗，避免形成慢性失眠。

# 月经相关失眠如何治疗

月经相关的睡眠障碍很常见，其表现为失眠或睡眠增多。其原因目前还不清楚。具体可表现为经前失眠症、经前嗜睡症、绝经期失眠症。

本病治疗包括以下几个方面。

## → 病因治疗

如伴抑郁、更年期或躯体疾病者，应该以治疗原发病为主。

## → 心理治疗

针对失眠者，应该仔细寻找来自个人、家庭、社会等方面的原因，给予心理治疗。

→ **药物治疗**

对于入睡困难者应给予安眠药，如短半衰期的苯二氮䓬类、唑吡坦等。

→ **中医中药**

中药、针灸对睡眠障碍有独到之处，最好是辨证施治才能取得好的疗效。

# 更年期失眠如何治疗

更年期妇女的失眠大多与激素有关，同时也存在其他因素，如伴随的肥胖、高血压、睡眠呼吸暂停综合征、甲状腺功能低下、

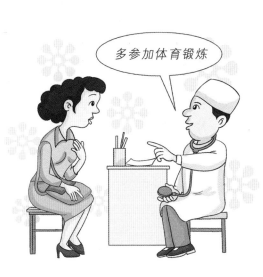

多参加体育锻炼

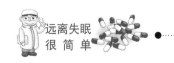
抑郁、持续的潮热盗汗等。治疗上包括传统的激素替代疗法外，治疗更年期失眠一般还要从以下几个方面进行。

（1）心理治疗：应使患者了解更年期是一个正常的生理阶段，对健康影响不大，而且这些症状随着年龄增长会逐渐消失，从而使患者能正确对待失眠等更年期的症状。

（2）鼓励患者多参加体育锻炼及各种娱乐活动、集体活动，这些可在一定程度上转移患者注意力，从而改善睡眠。

（3）可尝试中医中药治疗，中医中药对更年期失眠症的治疗具有较好的效果，但需要坚持一段时间。

（4）太极拳、瑜伽等运动对缓解失眠有一定作用。

（5）药物治疗：如以上综合调理仍不能改善失眠状况，则需到医院就诊，评价神经心理状态，了解是否同时伴有焦虑、抑郁，并给予相应的药物治疗，以改善睡眠及其他症状，提高生活质量。

（6）高血压、甲状腺功能减退都会影响睡眠，应该高度重视，并积极治疗。

# 妊娠期睡眠障碍如何治疗

妊娠期睡眠障碍又称妊娠相关性失眠或妊娠相关性嗜睡症，是指在妊娠期间发生失眠或嗜睡症状。病因来自生理及心理两方面，即妊娠早期激素的变化，晚期胎儿明显长大及对于分娩的焦虑等。

发生于妊娠前 3 个月的嗜睡症可能与妊娠期间机体的激素水平和生化改变有关。而发生于妊娠最后 3 个月的睡眠障碍可能与逐渐增大的胎儿引起孕妇解剖学和生理学上的变化有关，还与孕妇的睡眠姿势不适、膀胱刺激和胎儿活动有关。也有些女性会在妊娠期出现特殊的睡眠障碍，如不宁腿综合征、睡眠呼吸暂停综合征、妊娠期失眠及其他可能发展成产后抑郁的睡眠障碍。

下面推荐几种适于妊娠期睡眠障碍的治疗方法。

（1）行为治疗：由于妊娠期用药是患者与医师都十分谨慎的问题，因此，行为疗法是处理妊娠相关性睡眠障碍的首选方法。应当进行睡眠卫生知识教育，以及睡眠行为技巧控制睡眠的指导。

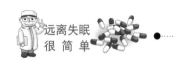

（2）药物治疗：在妊娠早期，镇静安眠药物与抗抑郁药物都可能导致胎儿发育畸形，因此妊娠早期应尽量避免使用。即使妊娠后期，也应当谨慎使用或短期使用。

（3）对于夜间睡眠质量很差者，白天应该适当补充睡眠，如中午小睡片刻。

（4）对于患有不宁腿综合征的人应该补充多种维生素、叶酸、铁剂等。

（5）心理辅导与妊娠知识培训对初孕者也是很有必要的。

# 哺乳期女性失眠如何治疗

由于产后各种激素水平的变化及哺乳的特殊情况，使许多女性会出现睡眠障碍。研究发现，大约30％的产妇在产后最初几周内会有睡眠障碍，表现为夜间觉醒增多，睡眠效率降低。睡眠结构也会出现变化，表现为慢波睡眠增加，而Ⅰ期、Ⅱ期睡眠（浅睡眠）减少。特别是哺乳期女性与非哺乳期女性相比，哺乳期女性的Ⅰ期、Ⅱ期睡眠（浅睡眠）减少更明显，觉醒次数增多及慢波睡眠增加更明显，尤其是在后半夜。

也有研究显示，哺乳期造成睡眠质量差的原因包括陪同幼儿睡眠会使母亲的睡眠受到干扰。

研究证实，有 35％~80％的产妇会在产后 3~5 天感到抑郁或情绪低落，约 20％的产妇会发生产后抑郁。

对于哺乳期妇女睡眠障碍的治疗一直是令医生困惑的问题，对药物不良反应的担心使医生与患者都不愿意使用处方药物治疗。以下一些睡眠卫生知识和非药物疗法可供参考。

（1）按时上床。坚持按自己习惯的时间上床睡觉，机体在此时间会反应性地要求休息，周末和休息日也应如此。

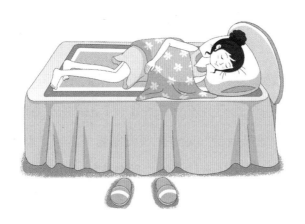

（2）保持卧室空气流通和适宜温度。好的环境有助于快速入睡，气温以 20~25℃最佳。

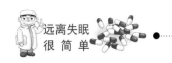

（3）晚上尽量少吃难消化、油腻或有刺激性的食物，睡前 2 小时不可喝含乙醇或咖啡因的饮料。

（4）睡前不能进行剧烈运动，如有傍晚或晚上锻炼的习惯要在睡前 4 小时进行。

（5）睡前不要用脑过度，苦思冥想会使大脑兴奋异常而难以安静。

（6）睡前用热水泡脚，会使人感到更舒适并有利于身体保健。

（7）睡前应听些轻音乐，或进行些轻微的体力活动，如散步、做操等。

（8）上床即睡，如无睡意最好不要赖床，起来干些其他事，待有睡意时再上床睡觉。

（9）调整好产后的生活节奏，调整好心态，了解产后的睡眠结构与从前有所差异，多数属于正常的生理反应。

（10）哺乳期最好通过改善睡眠习惯等调节睡眠，必要时安眠药的使用应从半量开始，逐渐减量。

（11）还可以试用光照疗法或光线疗法。

（12）对于患有严重抑郁症的患者，应该尽早诊断，尽早药物治疗，单纯治疗失眠是无效的，也是危险的。

## 第四章

# 中医特色治疗失眠

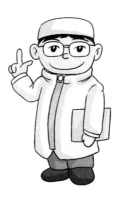

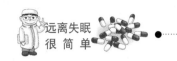
# 中医是如何认识失眠的

中医学认为，失眠即"不寐"，亦称"不得眠""不得卧""目不瞑"等，是因为外感或内伤等病因，致使心、肝、胆、脾、胃、肾等脏腑功能失调，心神不安，以致经常不得入寐的一种病证。凡因天气寒热不均、被褥冷暖太过、睡前饮过浓茶或咖啡，或因一时精神刺激、思虑太过，以及因疼痛、喘咳、瘙痒等因素而致偶然不能入眠者，不属于失眠。

历代医家对于本病的论述很多。《黄帝内经》认为，阴阳失调、五脏失和、精气亏虚为其主要病因病机。老年人失眠的原因是由于年老力衰、气血亏虚、肌肉枯槁、气道不通、五脏之气相搏、阴津衰少、过盛的阳气内伐，所以白天没有精神，夜间不能入眠。《景岳全书》认为，失眠一是由于阴津不足；二是由于外受邪气侵扰，以邪正虚实为辨证论治的纲要。《医宗必读》认为，失眠的原因有5种，即气虚、阴虚、痰滞、水饮和胃不和。虽然病因病机不同，虚实各异，有的是脏腑失调，有的是阴阳气血不和，然而都可影响心神而发病。而在治疗上则应当补其不足，泻其有余，调其虚实，以通调气道，祛其邪气，使阴阳互通，则可以治愈失眠。

# 中医认为失眠的

## 病机是什么

　　人之寤寐，由心神控制，而营卫阴阳的正常运作是保证心神调节寤寐的基础。每因饮食不节，情志失常，劳倦、思虑过度及病后、年迈体虚等因素，影响气血阴阳规律的运动，心神不安，不能由动转静而导致不寐病证。虽然中医传统有多家学说，各有差别，但其根本病机不出阴阳，诱因也大致相同。当下临床则综合传统学说与当代中医的研究成果，提出以下病机解说，并且普遍用于临床实践。

→ 饮食不节

　　暴饮暴食，宿食停滞，脾胃受损，酿生痰热，壅遏于中，痰热上扰，胃气失和，而不得安寐。《素问·逆调论》指出"胃不和则卧不安"。《张氏医通·不得卧》进一步阐明其原因："脉滑数有力不得卧者，中有宿滞痰火，此为胃不和则卧不安也。"此外，浓茶、咖啡、酒之类饮料也是造成不寐的因素。

　　饮食不节→脾运失健→食滞中焦（积食／蒸热）→生痰

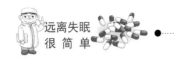
→胃气失和→上扰心神→不寐。

→ 情志失常

　　喜怒哀乐等情志过极均可导致脏腑功能的失调，而发生不寐病证。或由情志不遂，肝气郁结，肝郁化火，邪火扰动心神，神不安而不寐；或由暴怒伤肝，肝血不能舍魂，魂不藏而不寐；或由五志过极，心火内炽，心神扰动而不寐；或由喜笑无度，心神激动，神魂不安而不寐；或由暴受惊恐，导致心虚胆怯，神魂不安，夜不能寐，如《沈氏尊生书·不寐》云："心胆俱怯，触事易惊，梦多不祥，虚烦不眠。"

　　惊恐、郁怒→气机逆乱→心肝火旺／灼津化痰→上扰心神→不寐。

→ 劳倦、思虑过度

　　五脏之阴精气血为神能守舍之基础。劳倦、思虑过度，伤及心脾，心伤则阴血暗耗，神不守舍；脾伤则食少，纳呆，生化之源不足，营血亏虚，不能上奉于心，致心神不安。如《景岳全书·不寐》云："劳倦思虑太过者，必致血液耗亡，神魂无主，所以不眠。"《类证治裁·不寐》也说："思虑伤脾，脾血亏损，经年不寐。"可见，心脾不足造成血虚，会导致不寐。

过虑或劳逸伤脾→脾虚生化乏源→气血衰少→心神失养→不寐。

> **病后、年迈体虚**

久病血虚，年迈血少，引起心血不足，心失所养，心神不安而不寐，正如《景岳全书·不寐》中说："无

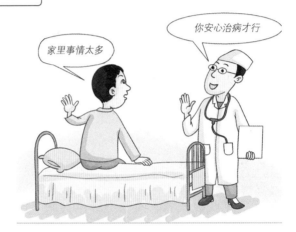

邪而不寐者，必营气不足也，营主血，血虚则无以养心，心虚则神不守舍。"亦可因年迈体虚，阴阳亏虚而致不寐，如清代的《冯氏锦囊·卷十二》曰："老年人阴气衰弱，则睡轻微易知。"若素体阴虚，兼因房事过度，肾阴耗伤，阴衰于下，不能上奉于心，水火不济，心火独亢，火盛神动，心肾失交而神志不宁。如《景岳全书·不寐》所说："真阴精血不足，阴阳不交，而神有不安其室耳。"

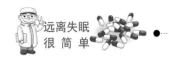
# 中医将失眠分为哪些类型

失眠的中医分型主要如下。

→ **心肝火旺型**

症见烦躁不宁，入眠艰难，少睡即醒，甚至彻夜不眠，头晕头痛，口干口苦，舌红苔黄，脉弦数。

→ **脾胃失和型**

症见脘腹胀满，嗳气不舒，食欲不佳，睡眠不安，形体消瘦，便秘或溏软，舌苔白腻，脉弦滑。

→ **悲忧伤肺型**

症见胸闷不舒，夜不成寐，时睡时醒，声弱气短，乏力多汗，不思饮食，舌淡红苔薄白或白腻，脉沉细弱。

→ **心肾不交型**

症见心悸善惊，多梦易醒，夜寐不安，腰酸腿软，五心烦热，盗汗口干，面颊潮红，舌红少苔，脉细数。

→ **气血两虚型**

症见头晕神疲，心烦不安，失眠健忘，心慌气短，面色苍白或萎黄，饮食不香，舌淡苔薄白，脉细弱。

# 中医治疗失眠
## 的**原则**有哪些

→ **调节脏腑阴阳平衡为纲**

前面已经讲过，失眠的主要病机是由于阴阳失调引起的气血不和，因此要明确与其相关的辨证要点。慢性失眠者临床以虚实夹杂为多见，因此虚实应纳入辨证总纲，辨脏腑要与脏之心、肝、肾、脾及腑之胆、胃、脑多加联系。辨证与辨病同行是我国特有的中西医结合疗法。药物治疗的原则当在辨证与辨病的基础上，以调理脏腑及气血阴阳为重，包括补益心脾、滋阴降火、交通心肾、疏肝养血、益气镇惊、化痰清热、和胃化滞等。

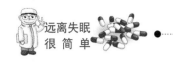
### ➡ 辨证施治以安神定志为重

慢性失眠及伴随的症状常表现多样化，且多种相关检查均无客观阳性结果，患者的主观表述色彩很浓，因此必须结合症状和舌象、脉象而施治。与此同时，要紧紧抓住失眠的关键在于心神不安，宁心安神、镇静定志应为基本治疗原则，其方法有养血安神、清心安神、育阴安神、益气安神、镇肝安神、息风安神等可随证选择，以使其达到最佳疗效。

### ➡ 化解精神压抑、注重情感调理

并不是所有失眠患者饮用中药后均可治愈，现实中还有相当多的患者尽管服药多日，但仍未见效。原因是失眠是一类病因非常复杂的病症，影响失眠的因素多达数十种，尤其是心理因素、社会因素对患者的伤害较大。因此，在用中医药治疗的过程中，要特别强调情志的调理，消除导致失眠的紧张情绪与精神顾虑，稳定心态，树立豁达乐观的精神，往往会给治疗带来特殊效果。

# 治疗失眠的常用**方剂**有哪些

→ 养营安寐汤

【组成】当归12克，白芍12克，何首乌15克，酸枣仁12克，合欢花10克，生珍珠母20克，鲜灯芯草（连皮）15克，甘草3克。

【用法】水煎服。

【功效】补血养心，镇静安神。

【主治】劳心过度，心血暗耗，或久病血亏，失血之后，营血不足，心失血养，神不守舍，夜难入寐，精神疲乏，面色无华，舌质淡，苔薄，脉细无力。

【方解】当归补血和营；白芍养血益阴；何首乌补益精血；酸枣仁养心安神，经药理研究，本品有镇静安眠作用；合欢花定志安神；生珍珠母镇心安神，经药理研究，本品对中枢神经有抑制作用；灯芯草甘淡微寒，清心安神；甘草养胃气，和诸药。

【加减】①心火偏盛，心胸烦热，加黄连3克、竹叶6克，清心除烦。②饮食乏味，加焦三仙6克，健脾开胃。

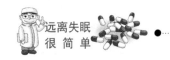
→ **补脾养心汤**

【组成】党参15克，焦白术12克，山药15克，茯神12克，香橼6克，当归12克，白芍12克，酸枣仁12克，琥珀4.5克（研末冲服），谷芽12克，炙甘草6克。

【用法】水煎服。

【功效】补脾益气，养血安神。

【主治】思虑过度，劳伤心脾，或饮食不节，损伤脾胃，营血化源缺乏，心失所养，神不归舍，夜难入寐，脘满食少，神疲乏力，面色淡白，舌质淡，苔薄，脉弱。

【方解】党参、焦白术、山药、炙甘草补脾益气，脾胃功能健运，血之生化有源，心得奉养，神宁寐安；茯神补脾安神；当归、白芍补血养心；酸枣仁养心安神，《本草汇言》谓本品能"和胃运脾"；琥珀镇心安神；香橼理气和中，谷芽强脾健胃，以上两味药，使补中有行，滋而不腻。

【加减】①兼有热邪，舌苔黄，脉数，加山栀子6克，清泄热邪。②兼湿热，脘满纳呆，苔黄滑，脉滑数，加佩兰10克、黄芩10克，清热祛湿。

→ **滋潜安寐汤**

【组成】熟地黄15克，山药15克，龟甲15克，知母

15 克，麦冬 12 克，酸
枣仁 12 克，丹参 12 克，
黄连 3 克，生龙齿 15 克，
甘草 3 克。

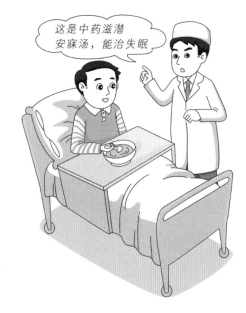

这是中药滋潜安寐汤，能治失眠

【用法】水煎服。

【功效】滋阴降
火，宁心安神。

【主治】素体阴
亏，或久病伤肾，色欲
过度，耗伤肾阴，不能
上济于心，心火亢盛，神不安宁，夜难入睡，甚至彻夜不寐，
五心烦热，头晕目眩，腰酸腿软，舌红无津，脉细数。

【方解】熟地黄、山药补肾益阴；龟甲咸寒，益肾滋阴，
质重潜阳；知母苦寒滑润，泻肾火，滋肾阴；麦冬甘寒，质
润多液，养阴生津，清心除烦；用少量黄连苦泻心火；酸枣
仁甘润性平，养心阴，安心神；生龙齿甘涩而凉，质重潜阳，
镇静安神；丹参除烦热，宁心神；甘草养胃，协调诸药。

【加减】①肾阴亏甚，将龟甲改为龟甲胶 12 克（烊化
冲服），填补真阴。②失眠甚，加夜交藤 15 克、合欢花 10 克，
养心安神。

181

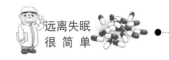

→ 宣郁安寐汤

【组成】青蒿梗 6 克，白蒺藜 12 克，夏枯草 15 克，连翘 10 克，钩藤 12 克，白菊花 6 克，丹皮 10 克，合欢皮 12 克，甘草 3 克。

【用法】水煎服。

【功效】疏肝达郁，清火安神。

【主治】肝郁化火，不得宣泄，扰心失眠，心胸闷热，头晕目眩，咽干口苦，小便黄，舌红苔黄，脉弦数。

【方解】青蒿梗、白蒺藜、夏枯草、白菊花、连翘宣泄肝经郁火；钩藤凉肝清心；丹皮辛苦性寒，气香宣达，清肝凉血，宣达郁火；合欢皮解郁和血，悦心安神；甘草清火和胃。

【加减】①心烦不宁，加鲜橘叶 4 片、淡竹叶 6 克，宣郁结，祛烦热。②饮食乏味，加佛手花 6 克、麦芽 12 克，舒肝健脾。

→ 清肝安神汤

【组成】钩藤 15 克，夏枯草 15 克，生珍珠母 30 克，丹参 15 克，茯神 12 克，合欢皮 12 克，甘草 3 克。

【用法】水煎 2 次。分 2 次服，临睡觉前 1 小时服，连服 4～6 晚，能神静寐安。

【功效】清降肝火，安宁心神。

【主治】肝火炽盛，上灼于心，神不守舍，失眠多梦，急躁易怒，口苦，舌红苔黄，脉弦数有力。

【方解】钩藤清心肝之火；夏枯草宣泄肝火；生珍珠母平肝降火，镇心安神；丹参活血安神；茯神养心安神；合欢皮解郁安神；甘草和脾胃，缓诸药。

【加减】①肝火盛者，加金铃子 10 克，清泄肝火。②失眠甚者，加生龙齿 15 克，镇静安神。③脘满食少者，加香橼 6 克、谷芽 15 克，和中健胃。

→ 涤痰安寐汤

【组成】全瓜蒌 15 克，浙贝母 10 克，茯神 12 克，蜜远志 6 克，生牡蛎 15 克，竹茹 15 克，合欢花 12 克，丹参 15 克，甘草 3 克。

【用法】水煎服。

【功效】清热涤痰，宁心安神。

【主治】痰热内蕴，上扰于心，神不安宁，夜不成寐，咯痰稠黏，心烦胸闷，头晕重，体困倦，舌红，苔黄滑厚，脉滑数。

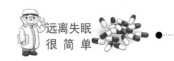

【方解】全瓜蒌、浙贝母、竹茹清涤热痰；茯神渗痰浊，安心神；蜜远志辛苦微温，宣化痰涎，安定心神；生牡蛎化痰散结，镇静安神；合欢花悦心宁神；丹参清热安神；甘草协调诸药。

【加减】①失眠甚，加琥珀3克（研末冲服），利湿祛痰，镇心安神。②胸脘满，纳食少，加佛手花6克，理气和胃，化痰去嗝。

# 治疗失眠的常用

# 中成药有哪些

→ 甜梦口服液

功能主治：健脑安神，补肾益气，补脾和胃。用于治疗头晕耳鸣，夜卧不安，失眠健忘，食欲不振，视物不清，听力减退，腰酸腿软，心慌气短，发脱早衰。

注意事项：有严重过敏性疾病者忌服。

现代药理研究表明，该药可调节神经、内分泌、免疫系统，平衡兴奋、抑制过程，促进脑细胞代谢，改善脑功能，增强免疫力。可显著提高睡眠质量，具有镇静催眠作用，尤其对于老年性失眠、更年期综合征、内分泌性失眠、慢性疲劳综合征、脑外伤后遗症等不寐有良好的效果。

→ **安神定志丸**

功能主治：安神镇惊，用于心虚胆怯、心神不安所致的善惊易恐、夜寐不安、气短倦怠、夜尿频多等症。

注意事项：本药内含人参、朱砂，忌与含五灵脂的中成药合用，也不可久服、过量。

现代药理研究认为，此药有较好的镇静、催眠及镇心安神作用，对抑郁症、焦虑症、恐惧症、心脏神经官能症、更年期综合征引起的失眠有良效。

→ **百乐眠胶囊**

功能主治：滋阴清热，养心安神。用于肝郁阴虚型失眠症，如入睡困难，多梦易醒，醒后不眠，头晕乏力，烦躁易怒，心悸不安。

注意事项：忌烟酒、辛辣和油腻食物，孕妇、过敏者忌用，服药期间切勿生气恼怒。

现代药理研究认为，此药可明显减少动物自发活动，具有一定的镇静及改善睡眠的作用。

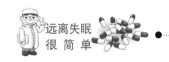

## 归脾丸

功能主治：益气健脾，补血养心安神。用于心脾两虚所致的气短心悸，失眠多梦，头昏脑涨，纳呆乏力，健忘怔忡等。

注意事项：有外感、痰湿、瘀血重者慎用。

现代药理研究认为，该药有增强机体免疫功能、改善心脑供血不足及镇静安神的作用，对于久病体弱贫血，各种失血或缺血性失眠有较好的效果。

## 疏肝解郁胶囊

功能主治：疏肝解郁，健脾安神。用于神志不舒、忧虑太过导致的抑郁不眠、早醒，心烦焦虑，善惊易怒，失眠健忘，纳呆，胸闷等。

注意事项：精神症状严重者必须配合西医药治疗，肝功能不全者慎用。

现代药理研究认为，此药有双重作用机制，可提升突触间隙递质水平及轻中度抗抑郁作用，尤适宜情感障碍性失眠、神经官能症及短暂性抑郁失眠症。

## 养血清脑颗粒

功能主治：养血平肝，活血通络。用于治疗头痛难眠，头昏头重，心烦易怒，失眠多梦，健忘耳鸣等。

注意事项：低血压者慎用，孕妇忌服。

现代药理研究表明，此药可改善脑内微循环，扩张脑血管，增加脑血流量，降低血黏度，作用于中枢神经系统，缓解血管痉挛，有较好的镇静、镇痛及安眠作用。

# 常用的防治失眠的
# 药膳方有哪些

→ 酸枣仁粥

酸枣仁 50 克，捣碎，浓煎取汁。取粳米 100 克加水煮粥，煮至五六成熟时，加入酸枣仁汁同煮，粥成即可服食，也可根据个人口味适量加糖。适用于心脾两虚型惊悸、健忘、失眠多梦者。

→ 龙眼莲子羹

龙眼肉 20 克，莲子 15 克，干百合 20 克，冰糖 10 克。先用开水浸泡莲子 1 ～ 2 小时；百合洗净，开水浸泡 1 ～ 2 小时；然后将龙眼肉、莲子、干百合一起加水熬煮 1 小时，

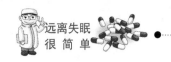

最后加入冰糖稍煮即可。有补益
心脾、宁心安神的功效，适宜心
脾血虚型失眠者。

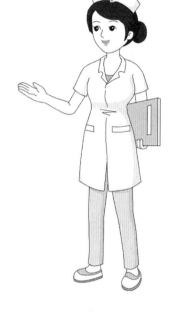

→ **百合粥**

鲜百合 60 克，粳米 100 克，
洗净，加水 1000 毫升，煮至米烂，
日服两次。适用于心阴不足之虚
烦失眠、口干、干咳者。

→ **莲子茯苓糕**

干莲子肉、茯苓各 50 克，白糖适量。先将干莲子肉、
茯苓共研细面，加入白糖搅拌均匀，入水和面蒸成糕即可，
每晚食用 50 ~ 100 克。有宁心健脾的功效，对于心脾不足、
多梦难寐者有效。

→ **磁石益肾粥**

磁石 60 克，打碎，煎煮 1 小时后，去渣取汁；猪肾 1 个，
去筋膜，洗净切片；用粳米 100 克，洗净，加适量清水和
磁石水，煮至五六成熟时加入猪肾片，再煮至米烂肉熟即可，

日服 1 ~ 2 次。适用于肾阴虚、肝阳上亢型失眠以及心悸不安、头晕、耳鸣者。

→ 甘麦大枣汤

甘草 10 克，大枣 5 枚，小麦 10 克。将三味药用冷水浸泡后，用小火煎煮，共煎煮两次，合并煎液。每日 2 次，早晚温服，喝汤食枣。有益心安神、除烦的功效，适宜心气不足、阴虚血少所致的失眠盗汗、烦躁不安、悲伤欲哭者食用。

→ 黄连阿胶蛋黄汤

黄连 6 克，生白芍 15 克，煎水 100 毫升，去渣取汁，兑入烊化的阿胶汁 30 毫升，并取新鲜可生食的鸡蛋两枚，去蛋清，将蛋黄加入药汁搅拌，于每晚临睡前顿服。适用于阴虚火旺、虚烦失眠者，或热病、失血后阴虚阳亢失眠者。

→ 莲子百合陈皮粥

莲子 20 克，百合 20 克，茯神 30 克，白扁豆 15 克，陈皮 10 克，粳米 100 克，红枣 6 枚，浮小麦 30 克。先将茯神、白扁豆、浮小麦、陈皮加水煎煮，去渣取汁，再加莲子、百合、粳米、红枣及适量水，煮成稀粥。早晚服食，有健脾和胃理

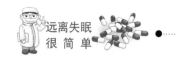
气、宁心安神的功效，用于胸闷嗳气、脘腹不适、心烦失眠、大便稀软者。

# 什么是按摩

按摩亦称"推拿"，属于中医外治范畴，是一种简单、方便、有效、价廉、无创伤的自然疗法。不用吃药打针、不借助其他医疗器械，仅凭一双健康的手，运用各种不同的手法，给体表一定的良性物理刺激，直接作用于经络、穴位和肌肉上，使人体发生由表及里的各种变化，调节人体脏腑、气血、阴阳功能，是强身健体、治疗疾病的整体疗法，是现代人崇尚自然、提高生活质量的绿色疗法。

从现代医学的角度来看，按摩直接作用于皮肤，可以消除皮肤表层的衰老细胞，改善皮肤的呼吸，有利于汗腺和皮质腺的分泌。使用强刺激手法能促使毛细血管扩张，增强局部皮肤肌肉的营养，使受损害的组织修复加快；使用连续按压手法能加快病变部位的血液循环和淋巴循环，加速水肿的吸收，使肿胀挛缩消除；使用弹拨的手法能解除软组织的痉挛、粘连和错位。按摩可加深呼吸运动，对呼吸系统的功能产生积极影响，使新陈代谢旺盛。按摩还可使胃肠壁肌肉张力增加，增强胃肠的蠕动，增进胃肠等脏器的分泌功能。按摩对体表尤其是对穴位的刺激，还能调节大脑皮质的兴奋和抑制、降低大脑皮质对疼痛的感受，因而具有帮助睡眠的作用。总之，按摩疗法对经络、血液、淋巴、呼吸、消化、神经等系统都能产生一定的治疗、保健作用。

由于按摩能产生这些良好的作用，所以对正常人来说，它能增强人体的自然抗病能力，取得保健效果；对患者来讲，它既能使肿胀、疼痛的局部症状消退，又可加速恢复患病部位的功能，使全身状况得到改善，从而收到良好的治疗效果。

# 按摩治疗失眠的

## 机制是什么

按摩治疗失眠是通过手法刺激，调节阴阳失调与气血紊乱状态，使阴阳平衡，血气流通，神志安宁。现代研究表明，按摩手法对神经系统所产生的兴奋和抑制作用与治疗效果密不可分。临床上，以按摩疗法治疗失眠时，患者常常在按摩

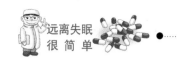
过程中处于昏昏欲睡的状态，甚或发出鼾声。不同的按摩手法对神经系统的作用不同，如提弹、叩砸起兴奋作用，表面抚摩、深度按摩则起抑制作用，即使是同一手法，因运用方式的不同，其效果也不一样，甚或截然相反。

造成失眠的原因，大致可分为两大类。一类是没有任何因素，可能与个人体质有关的原发性失眠；另一类是由外在因素引起的继发性失眠，其原因包括身体因素、心理因素、环境因素、睡眠时间的改变等。在身体因素中，有的是神经衰弱所致的，有的是由于胃肠患有疾患而引起的。实践证明，采用自我按摩对治疗失眠可收到良好的疗效。按摩疗法是在人体特定的穴位、部位等处进行按摩（其方法较多）以达到防病治病强身的一种方法。其治疗失眠症的机制大致有以下几个方面。

## → 调节功能

即调节阴阳不平衡，使之达到协调平衡。按摩的作用就是通过医者（或患者自己）的手，运用一定的手法，刺激人体的某些穴位或部位，经过经络传递到其连属的脏腑，起到激发经气、调节脏腑、宣通气血、平衡阴阳的功能。

→ 强身健体

　　自我按摩或被动按摩能使人体气血流畅，阴阳调和，脏腑生机旺盛，正气、精血储备充足，肢体关节筋肉滑利，机体抗病能力增强，防病治病于未然。

→ 调节大脑

　　通过不同的按压手法，不仅可疏通气血，改善组织供氧、供血的能力，同时还有抑制过高的神经兴奋作用。按摩在对皮肤作用的同时，还对神经系统产生镇静、催眠等作用。

→ 其他作用

　　由于按摩可治疗诸多疾病，而通过不同的手法达到调节阴阳、扶正祛邪、正理筋骨、强筋壮骨、祛风散寒、解痹除湿、疏通经络、活血化瘀、消肿止痛、缓解拘挛、理顺筋络、通利关节、促进消化等作用的同时，由于病祛而达安眠之目的。

　　一般说来，缓慢而轻的按摩手法有镇静作用；急速而重的手法则起兴奋作用。所以治疗失眠症时多采用缓而轻的按摩手法。在进行自我按摩前，患者应先找出失眠的原因，再

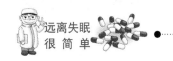

选择不同的自我按摩方法。例如，因神经衰弱所致的失眠患者，可按压内关穴和神门穴等，以宁心安神；伴有胃肠疾患的失眠患者可按摩调节脾胃的穴位。自我按摩应在每晚临睡前做，对长期借助催眠药入眠者，可在进行自我按摩的同时，逐渐减少药量。如果通过自我按摩已能入眠者，每晚可以减少按摩的次数。

# 按摩时常用的**手法**有哪些

**→ 推法**

用指、掌、肘部等着力，在一定的部位上进行单方向的直线运动，称为推法。操作时，指、掌、肘等要紧贴体表，缓慢运动，力量均匀、渗透。

**→ 拿法**

用大拇指和食、中两指，或用大拇指和其余四指作相对用力，在一定部位和穴位上进行一紧一松的捏提，称为拿法。力量应由轻而重，连续而有节奏，缓和而连贯，接触点在指腹而不应在指尖，腕部放松。

→ 捏法

用大拇指和食、中两指，或用大拇指和其余四指相对用力挤压肌肤，称捏法，用力要求均匀而有节律。

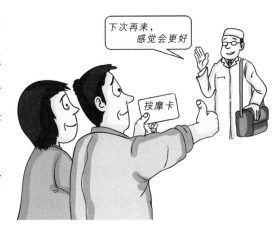

→ 按法

用指、掌、肘等按压体表，称按法。力量应由轻而重，稳而持续，垂直向下，不可使用暴力。着力点应固定不移。

→ 点法

用指端、屈曲的指间关节或肘尖，集中着力点，作用于施术部位或穴位上，称点法。操作时要求部位准确，力量深透。

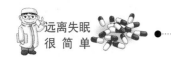
→ **摩法**

以指、掌等附着于一定部位上，作旋转运动，称摩法。肘关节应自然屈曲，腕部放松，指掌自然伸直，动作缓和，保持一定节律。

→ **一指禅推法**

以拇指指端罗纹面或偏锋为着力点，前臂作主动摆动，带动腕部摆动和拇指关节屈伸活动，称一指禅推法。肩、肘、腕、指各关节必须自然放松，拇指要吸定在皮肤上，不能摩擦及跳跃。力量均匀渗透，保持一定的压力、频率及摆动幅度，频率每分钟 120 ～ 160 次。本法的操作要领在于一个"松"字，只有将肩、肘、腕、掌各部位都放松才能使功力集中于拇指，做到"蓄力于掌，发力于指，着力于罗纹"，使手法动作灵活，力量沉着，刺激柔和有力，刚柔相济，才称得上一指禅功。

→ **㨰法**

由腕关节的屈伸运动和前臂的旋转运动带动空拳滚动，称㨰法。

侧掌滚法：肩、肘、腕关节自然放松，以小指掌指关节背侧为着力点，吸定于治疗部位，不应拖动和跳跃，保持一定的压力、频率和摆动幅度。

握拳滚法：手握空拳，用食、中、无名、小指四指的近侧指间关节突出部分着力，附着于体表一定部位，腕部放松，通过腕关节做均匀的屈伸和前臂的前后往返摆动，使拳做小幅度地来回滚动。

→ 揉法

以前臂和腕部的自然摆动，通过手指、鱼际、掌等部位对一定部位或穴位旋转施压，称揉法。

→ 擦法

以手掌或大鱼际、小鱼际附着在一定部位，进行直线往返摩擦，称擦法。运动的幅度较大，紧贴皮肤，力量应较小，运动均匀，频率每分钟100次左右。

→ 抹法

用单手或双手拇指罗纹面紧贴皮肤，进行上下或左右往返运动，称为抹法。动作宜轻巧，灵活。

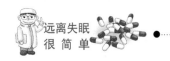

### 拍法

用虚掌拍打体表，称拍法。手指自然并拢，掌指关节微屈，用力平稳而有节奏。

### 击法

用拳背、掌根、掌侧小鱼际、指尖或器具叩击体表，称击法。用力快速、短暂、垂直向下，速度均匀而有节奏。

# 治疗失眠对**按摩手法**
## 有哪些要求

手法是按摩实现治病、保健的主要手段，其熟练程度及适当应用，对治疗和保健效果有直接的影响。因此，要提高效果，就要熟练掌握手法的操作技巧。手法的要点在于持久、有力、均匀、柔和，达到渗透的目的。

### 持久

是指操作手法要按规定的技术要求和操作规范持续作

用，保持动作和力量的连贯性，并维持一定时间，以使手法的刺激积累产生良好的作用。

→ 有力

是指手法刺激必须具有一定的力度，所谓的"力"不是指单纯的力量，而是一种功力或技巧力，而且这种力也不是固定不变的，而是要根据对象、部位、手法性质以及季节变化而变化。

→ 均匀

是指手法动作的幅度、速度和力量必须保持一致，既平稳又有节奏。

→ 柔和

是指动作要稳、柔、灵活，用力要缓和，力度要适宜，使手法轻而不浮、重而不滞。

→ 渗透

是指手法作用于体表。其刺激能透达至深层的筋脉、骨肉甚至脏腑。应该指出的是，持久、有力、均匀、柔和、渗

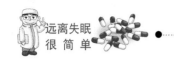

透这五方面是相辅相成、密切相关的。持续运用的手法逐渐降低肌肉的张力，使手法功力能够逐渐渗透组织深部，均匀协调的动作使手法更趋柔和，而力量与技巧的完美结合，则使手法既有力又柔和，达到"刚柔相济"的境界，只有这样，才能使手法具有良好的"渗透"作用。

# 治疗失眠常用的

# 穴位有哪些

→ 百会

正坐位，在头部，当前发际正中直上 5 寸，或两耳尖连线的中点处。

→ 印堂

在额部，两眉头连线之中点。

→ 安眠

乳突后完骨穴旁 0.5 寸。

膻中

仰卧位，在胸部，前正中线上，平第 4 肋间，两乳头连线中点。

→ 气海

仰卧位，在下腹部，前正中线上，当脐中下 1.5 寸。

→ 关元

仰卧位，在下腹部，前正中线上，当脐中下 3 寸。

→ 阴郄

正坐，仰掌，在前臂掌侧，当尺侧腕屈肌腱的桡侧缘，腕横纹上 0.5 寸。

→ 神门

正坐，仰掌，在腕部，腕掌侧横纹尺侧端，尺侧腕屈肌腱的桡侧凹陷处。

→ 郄门

正坐或仰卧，仰掌，在前臂掌侧，当曲泽与大陵的连

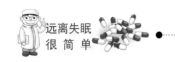

线上，腕横纹上 5 寸，掌长肌腱与桡侧腕屈肌腱之间。

→ 内关

　　正坐或仰卧，仰掌，在前臂掌侧，当曲泽与大陵的连线上，腕横纹上 2 寸，掌长肌腱与桡侧腕屈肌腱之间。

→ 少府

　　正坐，在手掌面，第 4、5 掌骨之间，握拳时，当小指尖处。

→ 大陵

　　正坐或仰卧，仰掌，在腕横纹的中点处，掌长肌腱与桡侧腕屈肌腱之间。

→ 劳宫

　　正坐或仰卧，仰掌，在手掌心，在第 2、3 掌骨之间偏于第 3 掌骨，握拳屈指时中指尖处。

→ 中冲

　　正坐或仰卧，在手中指末节尖端中央。

→ 厥阴俞

正坐或俯卧，在背部，第 4 胸椎棘突下，旁开 1.5 寸。

→ 心俞

正坐或俯卧位，在背部，第 5 胸椎棘突下，旁开 1.5 寸。

→ 肝俞

正坐或俯卧位，在第 9 胸椎棘突下，旁开 1.5 寸。

→ 胆俞

正坐或俯卧，在背部，第 10 胸椎棘突下，旁开 1.5 寸。

→ 脾俞

俯卧，在背部，第 11 胸椎棘突下，旁开 1.5 寸。

→ 肾俞

俯卧，在腰部，第 2 腰椎棘突下，旁开 1.5 寸。

→ 命门

俯卧位，在腰部，后正中线上，第 2 腰椎棘突下凹陷中。

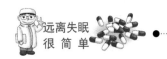
→ 魂门

俯卧，在背部，第9胸椎棘突下，旁开3寸。

→ 夹脊

俯伏位，在背腰部，第1胸椎至第5腰椎棘突下两侧，后正中线旁开0.5寸，一侧17个穴位。

→ 章门

仰卧，在侧腹部，第11肋游离端的下方。

→ 期门

仰卧，在胸部，乳头直下，第6肋间隙，前正中线旁开4寸。

→ 血海

仰卧或正坐屈膝，在大腿内侧，髌骨内侧端上2寸。

→ 足三里

仰卧伸下肢，或正坐屈膝，在小腿前外侧，当犊鼻下3寸，距胫骨前缘一横指。

→ 丰隆

仰卧伸下肢，或正坐屈膝，在小腿前外侧，外踝尖上 8 寸，条口外，距胫骨前缘二横指（中指）。

→ 三阴交

正坐或仰卧，在小腿内侧，足内踝尖上 3 寸，胫骨内侧缘后方。

→ 申脉

在足外侧部，外踝直下方凹陷中。

→ 照海

正坐，平放足底，在足内侧，内踝尖下方凹陷处。

→ 丘墟

仰卧，在足外踝的前下方，当趾长伸肌腱的外侧凹陷处。

→ 太溪

坐位，平放足底，或仰卧，在足内侧，内踝后方，当内

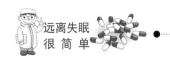
踝尖与跟腱之间的凹陷处。

### → 内庭

仰卧或坐位，平放足底，在足背，第2、3趾间，趾蹼缘后方赤白肉际处。

### → 公孙

仰卧或正坐平放足底，在足内侧缘，第1跖骨基底的前下方。

### → 行间

正坐或仰卧，在足背侧，第1、2趾间，趾蹼缘的后方赤白肉际处。

### → 太冲

正坐或仰卧，在足背侧，第1、2跖骨间隙的后方凹陷处。

# 按摩时需注意哪些**事项**

（1）按摩者的手要保持温暖，天气寒冷时，先将两手掌面对搓至发热，或将手放入热水中温热，也可放热水袋上暖热后施治。

（2）按摩者的手要保持清洁卫生，按摩时不要戴戒指、手镯等妨碍操作的装饰品。

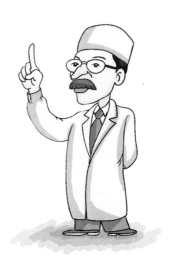

（3）按摩者应常修剪指甲，使其不要过长，以免划破患者皮肤。

（4）按摩时要态度和蔼，细心耐心，取穴准确，手法熟练，全神贯注，认真操作，仔细观察。

（5）按摩环境要安静整洁，温度适宜，空气畅通，但千万不要让患者受凉受风。

（6）要选择有利于操作的位置按摩，使医者操作自如、顺手，患者舒适。如取卧式，治疗时以硬床为宜。

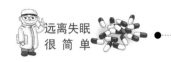

（7）根据患者体质情况，要用力均匀，掌握好轻重不同的刺激量。

（8）饱食后1小时内，酒后、暴怒后，不宜进行按摩。

（9）按摩后，按者不要急于洗手，如果必须马上洗手，应该用温热水洗。因为按摩后血液运行加快，温暖的手用太凉的水洗，对医者没有好处。

（10）按摩后患者除注意避风外，也不要马上用太凉的水洗擦，更不要马上喝冷饮等，以免再受外邪，加重病情。

（11）给小儿按摩，最好先做一些不会引起患儿惊恐的动作，取得合作，然后进行施治。

# 按摩治疗失眠的
## 方法有哪些

选穴：头部的百会，颈部的风池、天柱，眼部的睛明、瞳子髎、太阳，手部的中冲、内关，足部的涌泉等穴。

方法：

①按压头顶的百会50～100次，力度以阵痛为佳。

②按压头部太阳、风池、天柱各50次，力度以胀痛为宜。

③捏揉眼部睛明、瞳子髎各30～50次，力度以酸痛为宜。

④掐按手部中冲、内关各30次，力度以疼痛为宜。

⑤揉搓涌泉100次，力度稍重，以有气感为宜。